Rogério F. Oliveira

Eu e a Diabetes

Guia para o Diabético, seus Familiares, Amigos e Membros das Equipes de Saúde

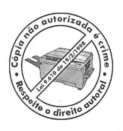

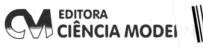

Eu e a Diabetes – Guia para o Diabético, seus Familiares, Amigos e Membros das Equipes de Saúde

Copyright© 2006 Editora Ciência Moderna Ltda.

Nenhuma parte deste livro poderá ser reproduzida, transmitida e gravada, por qualquer meio eletrônico, mecânico, por fotocópia e outros, sem a prévia autorização, por escrito, da Editora.

Editor: Paulo André P. Marques

Capa: Antonio Carlos Ventura

Diagramação e digitalização das imagens: Patricia Seabra

Copidesque: Rafael Souza Ribeiro

Assistente Editorial: Daniele M. Oliveira

Várias **Marcas Registradas** aparecem no decorrer deste livro. Mais do que simplesmente listar esses nomes e informar quem possui seus direitos de exploração, ou ainda imprimir os logotipos das mesmas, o editor declara estar utilizando tais nomes apenas para fins editoriais, em benefício exclusivo do dono da Marca Registrada, sem intenção de infringir as regras de sua utilização.

FICHA CATALOGRÁFICA

F. Oliveira, Rogério

Eu e a Diabetes – Guia para o Diabético, seus Familiares, Amigos e Membros das Equipes de Saúde

Rio de Janeiro: Editora Ciência Moderna Ltda., 2006.

Endocrinologia; doença do sistema endócrino
I — Título

ISBN: 85-7393-478-6 CDD 616.4

Editora Ciência Moderna Ltda.
Rua Alice Figueiredo, 46
CEP: 20950-150, Riachuelo – Rio de Janeiro – Brasil
Tel: (021) 2201-6662 – Fax: (021) 2201-6896
E-mail: lcm@lcm.com.br

O Autor

Livre-Docente e Mestre em Medicina pela Universidade Federal do Rio de Janeiro – UFRJ.

Professor Titular de Endocrinologia do Instituto de Pós-Graduação em Endocrinologia, Universidade Estácio de Sá – UNESA

Presidente da Associação dos Diabéticos Conscientes do Estado do Rio de Janeiro – ADCERJ.

Presidente *Honoris Causa* da Associação dos Diabéticos da Lagoa – ADILA e do *Joslin Camp.*

Diretor do Centro de Estudos do Hospital da Lagoa de 1984-1995.

Diabético tipo 1 há 70 anos, sem complicações. Ganhador da *Victory 50th Years Medal* (Joslin Clinic – Boston, EUA) e da Placa de *Honra ao Homem e à Medicina* por 50 anos de diabetes sem complicações, (placa lançada pelo Dr. Rogério Oliveira no XIII Congresso Brasileiro de Diabetes, uma honraria que se perpetua em todos os Congressos Brasileiros de Diabetes).

Coordenador médico dos Congressos para diabéticos, familiares, membros das equipes de saúde Diabetes in Rio I (1996), II (1998) e III (1999)

IV | *Eu e a Diabetes*

Homenageado e palestrante convidado para o curso para Diabéticos e Familiares *Pão de Açúcar,* Professor Rogério Oliveira, no **XII Congresso Brasileiro de Diabetes** (Aracaju, SE, 1999).

Coordenador responsável do Congresso *A Cidade do Diabético,* no **XIII Congresso Brasileiro de Diabetes** (Rio de Janeiro, RJ, 2001).

Palestrante convidado para o **XIV Congresso Brasileiro de Diabetes** (Goiânia, GO, 2003), palestrando "Como viver 68 anos de diabetes sem complicações", "Como não temer hipoglicemias" e "Como eu trato pacientes rebeldes".

Palestrante convidado para o **1º EndoRecife** (Recife, PE, 2004) com o tema "Insulinizações e Hipoglicemias.

Homenageado no **1º EndoRio** (Rio de Janeiro, RJ, 2004).

Palestrante convidado para o **XVIII Congresso Internacional de Diabetes** (IDF – agosto de 2003), palestrando "How to live 67 years with diabetes without complications and still teatching Endocrinology", dando uma entrevista à imprensa internacional sobre "Como criar uma eficiente equipe de saúde para diabéticos". Presidente do Simpósio *How to live with Diabetes.*

Palestrante convidado para o XV Congresso Brasileiro de Diabetes, com o tema "Como eu trato o diabetes "lábil", Salvador, novembro de 2005.

Setenta e quatro trabalhos médicos publicados, além da monografia de docência, *Cetoacidose diabética.*

Livros publicados:

A História de um Médico Diabético

O Doce Amargo da Vida

Equipes de Doença, Diabetes Dia-a-Dia. 2ª edição

COLABORADORES

AUGUSTO OLAVO XAVIER

Professor Assistente de Urologia da Faculdade de Medicina de Petrópolis (UMP).

CELESTE ELVIRA VIGGLIANO

Nutricionista da Escola Paulista de Medicina e da ADJ (Associação dos Diabéticos Jovens – SP).

HÉLION PÓVOA FILHO

Diretor da Clinice, Professor convidado da Harvard University e Membro da Academia Brasileira de Medicina.

LEONIDAS DI PIERO NOVAES

Chefe da Endocrinologia do Hospital da Lagoa e Professor Assistente de Endocrinologia da Universidade Estácio de Sá (UNESA).

LUIZ ARTUR JURUENA DE MATTOS

Chefe da Gastroenterologia do Hospital da Lagoa.

MARCO ANTONIO VIVOLO

Pesquisador Assistente do Departamento de Medicina Preventiva da Escola Paulista de Medicina e Coordenador da Colônia de Férias para Diabéticos da Escola Paulista de Medicina/ADJ.

MONICA ANTAR GAMBA

Enfermeira Especializada em Pé Diabético e Professora Auxiliar do Departamento de Enfermagem da Escola Paulista de Medicina.

PEDRO PAULO DE SÁ EARP

Livre-docente em Urologia pela Universidade do Rio de Janeiro (UNIRIO) e Professor Titular de Urologia da Faculdade de Medicina de Petrópolis.

REJANE BISACCHI COELHO CORRÊA DE OLIVEIRA

Endocrinologista do Hospital da Lagoa, Professora Assistente de Endocrinologia da Universidade Estácio de Sá (UNESA) e Coordenadora da Colônia de Férias "Dia-a-Dia".

SANDRA MARIA DE OLIVEIRA SANTOS

Psicóloga e Orientadora de Diabéticos Infanto-juvenis do Hospital da Lagoa.

Apresentação

Meus pacientes e amigos pediram, até insistiram, para que eu, com toda a minha experiência de tão longo tempo enquanto diabético (quase toda a minha vida) e sem as complicações que muitos dizem serem praticamente inevitáveis, escrevesse um livro completo, com informações práticas e objetivas, que motivassem a conviver com a diabetes "numa boa".

Meu compromisso básico com a vida é o de bem viver e mostrar a todos os diabéticos, do Brasil e do mundo, que o diabético pode seguir um bom caminho e, se disciplinando, conseguirá fazer igual, ou até melhor, muitas tarefas que os não-diabéticos apregoam conseguir.

Todos que me ajudaram certamente engrandecem este livro, que não se destina apenas aos diabéticos e aos seus familiares, mas também aos membros das equipes de saúde, pois estou certo de que muitos deles, mesmo os de grandes centros, poderão reciclar os seus conhecimentos com as informações aqui contidas.

Eu e a Diabetes segue uma linha otimista, mostrando o bom caminho a seguir, sem terror e sem ameaças. A grande meta é a educação para uma vida disciplinada, mais prazerosa, evitando, assim, o aparecimento das complicações diabéticas. Entretanto, friso que isto só é possível quando o diabético consegue transformar os conhecimentos adquiridos em práticas diárias.

VIII | *Eu e a Diabetes*

Este livro foi compactado e modificado a partir do Diabetes Dia-a-Dia, para que se chegasse a uma publicação mais acessível. Para mantê-lo compactado, dividi o original em cinco partes: a primeira, CONHECENDO A DIABETES, capítulos escritos por mim; a segunda parte, COMPLEMENTAMDO O CONHECIMENTO SOBRE A DIABE-TES, capítulos escritos por mim e por autores convidados; a terceira parte, FILIGRANAS SOBRE A DIABETES, escrita por autores convidados; a quarta parte, COMPLEMENTO, mais dois capítulos escritos por mim; e a quinta e última parte, três DEPOIMENTOS. Meu último capítulo é sobre Contagem de Carboidratos, esperando, com ele, facilitar nossa vida.

A todos que me deram alguma colaboração, eu retribuo com bênçãos e preces.

Em especial, quero agradecer a meus filhos: Rogério, uma esperança que se torna realidade; Rodrigo, uma saudade sempre motivadora; e Rafaela, a princesa que reina no presente, preparando o futuro, já tendo me dado um neto, Francisco, que alegra muito minha vida.

Aos meus pais, que foram fazer a grande viagem. Aos meus irmãos: Maria Manoela e Manoel Luiz, que se foram antes, preparando o terreno para quando eu for conhecer a eternidade.

A todos os diabéticos, por quem trabalho e mantenho as minhas ambições e sem os quais a vida seria menos doce..

Felizes os ambiciosos, os que pretendem sempre realizar os seus sonhos, pois é deles o reino da fantasia.

E lá vai mais um sonho realizado.

Nada teria valor sem DEUS, cuja essência habita em nós e nos dá forças para vencer todos os obstáculos e chegar à plenitude do bem-viver.

Rogério F. Oliveira.
29 de setembro de 2005

Sumário

APRESENTAÇÃO VII

PARTE I
Conhecendo a Diabetes 1

CAPÍTULO 1
O que Provoca a Diabetes e como Evitá-la 3

CAPÍTULO 2
Quadro Clínico e Diagnóstico 9

    Diagnóstico 11

CAPÍTULO 3
Tratamento: Dieta 15

CAPÍTULO 4
Dicas para os Diabéticos Melhor se Controlarem 25

    Exercício 25
    Dieta 27
    Ambiente 28
    Crie um Ambiente Positivo para o Exercício 29

CAPÍTULO 5
Tratamento: Hipoglicemiantes Orais 35

X | *Eu e a Diabetes*

Capítulo 6

Tratamento: Insulinas 45

Tempo de Ação 47
Resumo 48
Estocagem 48
Dispositivos para Aplicações de Insulina 51

Capítulo 7

Como Reconhecer e não Temer as Hipoglicemias 57

Açúcar Elevado = Hiperglicemia 58
Como se Apresenta? 59
Como se Mostram os Exames? 59
O que Fazer? 59
Açúcar Baixo = Hipoglicemia 60
Como se Apresenta? 60
Como se Mostram os Exames? 60
O que Fazer? 60

Capítulo 8

Monitorização 67

Capítulo 9

Como Transformar Conhecimentos em Ações Práticas 71

Capítulo 10

O que Fazer nos Dias de Doença? 75

Capítulo 11

A Gestante Diabética e seu Filho 79

Tratamento com Insulina 83
Parto 84

Capítulo 12

Cirurgias em Diabéticos 85

Cirurgias Eletivas 87
Cirurgias de Emergência 88
Mortalidade e Morbidade 88

Sumário | XI

Capítulo 13

Complicações Diabéticas 91

Capítulo 14

Lipídios em Diabéticos 97

Distúrbios do Metabolismo Lipídico em Diabéticos 99
Conduta 100

Capítulo 15

O Fumo 103

Fumo, Aparelho Reprodutor Feminino e Gestação 105
Papel do Médico e das Equipes de Saúde
no Tratamento do Tabagismo 106
Sugestões Práticas que Ajudam a Abandonar o Fumo 107

Capítulo 16

Discriminação e Diabetes 109

Capítulo 17

Novas Conquistas e as Esperanças Futuras para os Diabéticos 113

Exercícios 114
Hipoglicemiantes Orais e Insulina 115
Automonitorizações 116
Educação 117
Perspectivas 118

Parte II

Complementando o Conhecimento sobre a Diabetes 123

Capítulo 18

A Motivação do Diabético 125

Qual a Real Motivação de um Diabético em Seguir seu Tratamento? ... 125
Por que as Pessoas Fazem o que Fazem? 127
Quais os Fatores que Motivam o Tratamento? 127

Capítulo 19

Bebidas Alcoólicas e Diabetes 131

XII | *Eu e a Diabetes*

CAPÍTULO 20

Avaliação do Pé Diabético 139

Pé Neuropático 140
Pé Isquêmico... 142
Fatores de Risco do Pé Diabético 143
Recomendações, Cuidados e Tratamento dos Pés de Diabéticos 143

CAPÍTULO 21

Radicais Livres e a Diabetes 145

PARTE III

Filigranas sobre a Diabetes 149

CAPÍTULO 22

A Dieta do Diabético 151

Alimentos Energéticos 152
Alimentos Construtores 154
Alimentos Reguladores 154
Gorduras 155
Dicas Práticas 157

CAPÍTULO 23

Exercício Físico e a Diabetes 159

A Diabetes e o Exercício 160
Como Realizar os Exercícios 161
Linhas Gerais de um Programa de Exercícios Físicos 161

CAPÍTULO 24

Disfunção Erétil 167

Impotência 167
Falso Estigma 167
Funcionamento da Ereção 168
O que pode Ocorrer nos Diabéticos 168
Como Prevenir 169
Dianóstico 170
Tratamento Medicamentoso 171
Ereção Farmacologicamente Induzida 172
Cirurgia 172

Parte IV

Complemento 173

Capítulo 25

Associação de Diabéticos de Clínica Particular 175

O Diabético Consciente: 176

Capítulo 26

Contagem de Carboidratos 179

Parte V

Depoimentos 217

Depoimento 1 – Diabética??? 219

Depoimento 2 – O meu diabetes 223

Depoimento 3 – O Sentido da Vida 225

PARTE I

Conhecendo a Diabetes

CAPÍTULO 1

O que Provoca a Diabetes e como Evitá-la

Rogério F. Oliveira

A diabetes é conhecida há muito tempo. No ano de 1500 a.C., o egípcio Ebers descreveu uma doença debilitante, caracterizada especialmente pela urina abundante. O romano Aretaeus deu-lhe o nome de diabetes, pois os pacientes urinavam tanto que a urina parecia passar através de um sifão (sifão = diabetes, em Latim). Os hindus do século VI descreveram, pela primeira vez, o gosto adocicado da urina desses pacientes, mas só em 1660 Willis diferenciou a diabetes melito – adocicado – da diabetes insípido, cuja urina, também abundante, não tem gosto, é insípida. Daí, vemos a superioridade da diabetes melito sobre a insípido: nós, os melitos, somos doces, de acordo com a musiquinha: "Mamãe passou açúcar em mim...".

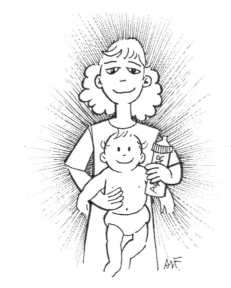

— COM AÇÚCAR MEU NENÉM FICA MAIS DOCINHO!

Figura 1

Só se fica diabético quando existe predisposição genética, sem a herança propícia ninguém fica doce. Mas isto se dá em tudo, em virtude de nosso determinismo: os cromossomos (elementos do núcleo das células que transmitem os caracteres hereditários) trazem todas as nossas tendências, boas e ruins, surgindo quando os fatores do ambiente em que vivemos facilitam seu aparecimento. Assim, quando estudante, eu era bom desenhista e poderia ter me tornado artista plástico, mas não desenvolvi essa habilidade, e nada aconteceu. Assim também sucede com as doenças: todos nós temos muitos cromossomos ruins, mas, felizmente, muitos deles nunca vêm à tona.

No entanto, a carga genética é muito maior nos diabéticos não-insulinodependentes (do adulto ou tipo 2) do que nos insulinodependentes (infanto-juvenil ou tipo 1). Tanto é assim que a possibilidade do aparecimento da diabetes é de um entre três irmãos ou filhos de diabéticos tipo

Capítulo 1 – O que Provoca a Diabetes e como Evitá-la

2, ao passo que o risco estimado para o desenvolvimento da doença em parentes de primeiro grau dos diabéticos tipo 1 varia de 2% (pais) a 7% (irmãos). Logo, a possibilidade de eu ter um filho diabético como eu, insulinodependente, é de apenas 2%, ao contrário dos não-insulinodependentes, nos quais essa possibilidade sobe para 33%.

No terreno genético, quais seriam os fatores desencadeantes? Na diabetes tipo 2, a mais freqüente (cerca de 90% pertencem a este tipo), a carga genética age nos receptores celulares da insulina, que são os locais onde a insulina vai se unir às células para poder levar a glicose (o açúcar) para seu interior, permitindo liberar a energia nela contida. Os receptores são como fechaduras nas células e a insulina é a chave que as abre. Na diabetes 2, os receptores tornam-se mais resistentes aos efeitos da insulina, como se as fechaduras ficassem enferrujadas. Esta resistência à ação da insulina fica mais acentuada e precoce com o excesso de peso (80% destes diabéticos são obesos). É também aumentada pela ociosidade, logo, diminui com a atividade física.

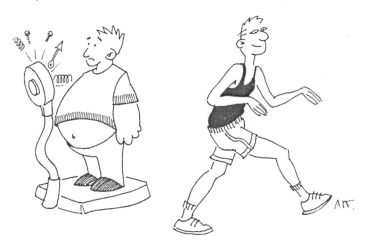

Figura 2

6 | *Eu e a Diabetes*

Assim, o que temos em mãos para diminuir o número de diabéticos deste tipo é aconselhar aqueles com histórico de diabetes na família a se manterem próximos ao peso ideal (o melhor peso que a pessoa pode ter de acordo com a sua altura e a sua constituição), aprendendo, desde pequenos, a comer moderadamente, mastigando devagar e saboreando os alimentos, além de incentivá-los à prática de esportes, exercendo permanente controle sobre o lado físico de seu corpo. Parece fácil, mas não é, pois todos querem a saúde como uma dádiva do céu, sem o ônus de conquistá-la diariamente. Por isso, as equipes de saúde são consideradas como fazedoras de rotinas, querendo mudar os hábitos dos outros "Deixe de fumar, deixe de beber, faça exercícios, coma menos, etc.". No entanto, as rotinas tornam-se suportáveis quando as encaramos por um prisma favorável: elas tentam incorporar componentes sadios à nossa disciplina do dia-a-dia, e, se encararmos a disciplina como a "quantidade de amor que cada um se dedica por dia", as coisas ficam mais fáceis ainda.

Antes de explicarmos como aparece a diabetes tipo 1, que necessita de insulina, vamos rever o que vem a ser o pâncreas.

Trata-se de um órgão que fica atrás do estômago e na frente da coluna, na parte superior do abdômen, e que secreta fermentos que ajudam na digestão. Espalhadas por ele existem pequenas ilhas de células que secretam hormônios (substâncias lançadas no sangue e que exercem suas funções em todo o organismo). Destes, o mais importante é a insulina, descoberta em 1922 pelos canadenses Banting e Best, que acenaram com a possibilidade de uma vida mais longa para os diabéticos, ao contrário da mortalidade precoce alarmante, que era a regra geral antes do feito destes dois pesquisadores.

Quanto ao diabetes tipo 1 (cerca de 5% dos diabéticos), a carga genética é menor e se faz presente através de pequenos genes (partículas cromossômicas independentes entre si que determinam

Capítulo 1 – *O que Provoca a Diabetes e como Evitá-la* | 7

os caracteres hereditários), chamados de histocompatibilidade (HLA), que coordenam a resposta imunológica às proteínas de nossas células, alertando: "Não ataquem, são nossas, pertencem ao nosso corpo". O sistema imunológico, que trata de defender o organismo contra a invasão de bactérias, vírus e fungos, "prova" as proteínas que vão para o sangue. As bactérias, os vírus e os fungos são feitos de proteínas.

Quando existe predisposição à diabetes, os indivíduos apresentam uma configuração dos HLA que, quando há uma agressão às células beta (que secretam a insulina), por certos tipos de vírus (como os da caxumba, do sarampo, da gripe), as células agredidas liberam pequenos fragmentos de sua estrutura que são analisados por células imunológicas circulantes (macrófagos, linfócitos) e reconhecidoas como não-próprias, isto é, estranhas, o que leva a uma autodestruição, a uma auto-agressão, que evolui, por um lapso de tempo variável (em torno de cinco anos), até a destruição quase total das células que secretam a insulina, levando a um quadro de dependência deste hormônio. Quando se iniciam as queixas do quadro clínico, quase sempre de uma forma aguda, cerca de 90% do pâncreas secretor de insulina já foram destruídos.

Até o presente, não há maneira de se evitar esse tipo de diabetes. Existe a predisposição, mas as causas desencadeantes são ambientais e fogem ao nosso controle. O que a ciência procura é uma forma de bloquear a auto-agressão na fase inicial, enquanto ainda existam células beta intactas. Nisto se baseia grande número de pesquisas médicas que tentam frear a agressão imunológica, além de incentivar a regeneração das células ainda sobreviventes.

Os 5% restantes da população diabética ocorrem por conta de diversas alterações, tais como: má nutrição crônica; pancreatites (principalmente ocasionadas por uso excessivo de álcool); doenças

8 | *Eu e a Diabetes*

endócrinas que levam à liberação exagerada de hormônios antagônicos à ação da insulina como, por exemplo, a doença de Cushing (muito cortisol), acromegalia (muito hormônio do crescimento), feocromocitoma (muita adrenalina e noradrenalina). A maneira de se evitar esse tipo de diabetes é por meio de alimentação programada para a população pobre, do diagnóstico precoce das doenças que levam à diabetes e do uso moderado de bebidas alcoólicas; quando percebermos que alguém está bebendo muito, devemos orientá-lo para grupos de ajuda, como o AA (Alcoólicos Anônimos).

A conseqüência do comprometimento das células beta é a hiperglicemia, isto é, elevação das taxas de glicose ou açúcar no sangue (do grego *hiper* = muito; *glico* = açúcar; *emia* = sangue). A hiperglicemia leva aos sintomas e ao diagnóstico laboratorial. É a glicose elevada que se infiltra nos tecidos, altera sua funcionalidade e leva às complicações crônicas e degenerativas da diabetes.

Fica evidente, então, que não adianta culpar nossos ancestrais pelo fato de termos ficado diabéticos, pois deles herdamos o lado bom e o ruim e, na maioria das vezes, nós mesmos facilitamos, por circunstâncias várias, ao aparecimento da diabetes, tornando-nos gordos e ociosos. Além do mais, a diabetes não é castigo divino, e não podemos adivinhar como seríamos sem ela: provavelmente, piores; certamente, menos doces!

CAPÍTULO 2

Quadro Clínico e Diagnóstico

O quadro clínico é a roupa com a qual uma doença se apresenta.

Já sabemos que a glicose, não podendo entrar nas células, se acumula ao lado de fora e o sangue fica muito melado, muito viscoso. A glicose, então, deve ser drenada por outras vias sem fornecer às células a energia contida dentro de si. Uma das maneiras de eliminar a glicose elevada, prejudicial à economia do organismo, é pelos rins, pela urina. Como a glicose não pode ser eliminada na forma de tabletes de açúcar, e sim diluída, a pessoa passa a urinar muito, na dependência do grau da hiperglicemia. O açúcar na urina denomina-se glicosúria; na urina normal o açúcar está ausente.

O primeiro sintoma da diabetes é, pois, a poliúria (micção freqüente e abundante), sintoma que deu origem ao nome diabetes; e melito, já que a urina contém muito açúcar. A pessoa perde muita água. Como sabemos, 60% de nosso corpo é constituído de água. Para que não haja desidratação, a pessoa tem muita sede, bebe muita água (polidipsia, do grego *poli* = muito e *dipsia* = sede: sede excessiva).

10 | *Eu e a Diabetes*

O diabético descontrolado, com o açúcar elevado, come, mas o que come não é corretamente aproveitado, fica circulando no sangue e não entra nas células; as células dos diabéticos hiperglicêmicos são como crianças pobres, famintas, olhando pelas vidraças de restaurantes, vendo passar uma porção de pratos superapetitosos sem poder comê-los. As células famintas lançam sinais aos centros nervosos como que dizendo: "Estamos famintos, dêem-nos comida!". Surge então uma vontade imperiosa de comer (polifagia, do grego *poli* = muito, *fagia* = comer: comer excessivamente, compulsivamente).

Apesar de comer muito, o paciente não aproveita o que come, urina muito e se desidrata, mesmo bebendo muita água; emagrece, perde peso. Como a glicose não é aproveitada na deficiência da insulina, o organismo lança mão de outros nutrientes para fornecer energia: as gorduras e as proteínas. Entretanto, na ausência da insulina, as gorduras são mal-utilizadas, favorecendo o acúmulo de ácidos cetônicos levando o paciente a um quadro grave de acidose, chamado cetoacidose ou coma diabético. As proteínas são as madeiras de lei do nosso organismo e queimá-las para o fornecimento de energia já mostra a alteração metabólica: a queima de proteínas importantes de nosso organismo (músculo, osso, enzimas, hormônios, etc.). Apesar da queima dessas substâncias nobres para tentar suprir a diminuição de energia que seria obtida pela utilização da glicose, tanto as gorduras como as proteínas têm mau aproveitamento energético, pela falta de insulina.

Resumindo, temos a poliúria, a polidipsia, a polifagia com o emagrecimento. Ao mesmo tempo, temos cansaço fácil, desinteresse pelas coisas que habitualmente nos interessavam, desidratação crescente, muito sono. Com o correr do tempo e se o diagnóstico não for feito precocemente, caminha-se para a confusão mental, terminando em coma diabético (ou, como nós já sabemos, coma cetoacidótico). E se

Capítulo 2 – Quadro Clínico e Diagnóstico | **11**

este acúmulo de grande quantidade de ácidos lesivos às estruturas cerebrais não for corretamente tratado por uma equipe médica com experiência, pode levar ao óbito.

A riqueza do quadro clínico depende da intensidade da agressão às células beta do pâncreas. Na diabetes tipo 1, cuja agressão (auto-agressão) é maior, com a destruição quase que total da massa das células beta, o quadro se faz mais rápido, é mais rico e culmina com o coma, caso não seja tratado com insulina até duas semanas após o início dos sintomas. Já na diabetes tipo 2, como o comprometimento das células beta é menor, pois a diabetes se inicia principalmente por uma resistência genética periférica à ação da insulina, o quadro é muito menos grave, e se arrasta por um longo período de tempo antes de ser diagnosticado.

Assim, o quadro clínico é diretamente relacionado à diminuição do efeito insulínico. Se tal diminuição for extrema, quase completa, a doença torna-se opressiva, com acentuada poliúria, sede insaciável, rápido desgaste dos tecidos corporais, cetoacidose que progride para o estupor, sonolência, coma e grande risco de morte; ao contrário, quando a ação da insulina está apenas moderadamente reduzida, os sintomas e sinais tornam-se menos severos; alguns pacientes quase não apresentam sintomas, sendo identificados, por isso mesmo, apenas por testes de laboratório.

Diagnóstico

Quando existe sintomatologia rica, um simples teste de urina mostrando glicosúria e cetonúria (ácidos cetônicos na urina, traduzindo grande queima do tecido gorduroso) firma o diagnóstico, confirmado rapidamente por fitas com glicoseperoxidase na extremidade. Tais fitas, pela modificação de cores que variam com a elevação da glicose,

12 | *Eu e a Diabetes*

determinam a glicemia em até dois minutos, com uma gota de sangue colhida por punção no dedo. Entre as principais fitas para determinar a glicemia capilar temos atualmente, diversos tipos de "glicosímetros" que realizam a leitura digital. O Accu-Chek Advantage e o Accu-Chek Active Go, o One-Touch, o Precision, entre outros, que aspiram o sangue por capilaridade, requer pouca quantidade de sangue, não espoliando os pacientes que realizam diversas determinações de glicemias diárias.

Segundo a nova classificação da adotada pela SBD (Sociedade Brasileira de Diabetes) e pela ADA (American Diabetes Association), os valores diagnósticos para a diabetes se estabelecem quando, em jejum, a glicemia for igual ou superior a 100 mg%, e o valor após alimentação ou após a ingestão de 75g de glicose for igual ou superior a 126 mg%, quer capilar, quer sangue venoso. Quando a glicemia do jejum for entre 100 e 126 mg%, chama-se glicemia de jejum alterada, e quando a glicemia pós-prandial se situar acima 126, deve-se repetir os exames, principalmente se o histórico familiar for positivo.

Somente quando a glicemia se situa em limites duvidosos (entre aqueles dois valores), ou em certas circunstâncias especiais (gestação, por exemplo) é que se deve solicitar um teste oral de tolerância à glicose, (TOTG) Para o diagnóstico isolado, o TOTG raramente é necessário. Quando o quadro clínico for evidente, pedi-lo é prejudicial ao paciente e à economia do tratamento.

Em nosso meio, damos os resultados da glicemia em miligramas por decilitro (mg/dl ou mg%). Nos Estados Unidos e em muitos outros países é mais usado o milimol por litro (mmol/l). Para transformar os resultados das glicemias de mmol/l para mg/dl, deve-se multiplicá-los por 18.

A OMS (Organização Mundial de Saúde) aconselha que, com objetivos de estudos populacionais, o valor de duas horas após 75 g de

Capítulo 2 – Quadro Clínico e Diagnóstico | 13

glicose pode ser usado só ou acompanhado do valor da glicemia de jejum, e desaconselha o uso isolado deste último, pois torna-se difícil a garantia de que o jejum foi observado, chegando-se a falsos resultados.

Estes dados têm a finalidade de orientar os familiares de diabéticos no auxílio às equipes de saúde, colaborando no diagnóstico precoce de novos casos, a fim de evitar que apareçam complicações. Muitas vezes, por erros e demora no diagnóstico, estas complicações são as primeiras pistas que levam ao diagnóstico. Exemplo: senhor de 54 anos que começa a apresentar dificuldades visuais procura o oftalmologista que firma o diagnóstico de retinopatia diabética em paciente com quadro evidente de diabetes tipo 2 (sonolência após a alimentação, poliúria noturna e após as alimentações, polifagia com emagrecimento, cansaço, etc.). As triagens populacionais colhendo dados epidemiológicos servem à mesma finalidade. Feito o diagnóstico por glicemia capilar a qualquer hora, as pessoas com glicemias acima de 200 mg% são encaminhadas a serviços médicos que firmarão o diagnóstico e orientarão o tratamento.

Todos nós, diabéticos, familiares de diabéticos e membros das equipes de saúde, devemos ajudar no diagnóstico precoce de novos casos de diabetes. Assim fazendo, podemos estar certos de que estamos ajudando a evitar muitas complicações diabéticas.

Capítulo 3

Tratamento: Dieta

Rogério F. Oliveira

O termo "dieta" vem do latim *diaeta*, e significa prescrição higiênica da alimentação, definição que poucas pessoas conhecem. É uma palavra cuja carga é pejorativa, antipática, semelhante à palavra madrasta, que significa a esposa do segundo matrimônio em relação aos filhos do primeiro matrimônio do marido, mas que sempre simboliza, em nossos sentimentos, a mulher que maltrata os enteados, mulher má, aplicando-se ainda à sorte e à natureza. A madrasta pode ser maravilhosa, e a dieta pode fornecer uma vida muito mais saudável e eficiente, mas o que fica é a idéia do cortejo de restrições, de proibições.

Os contos de fadas nos mostram isso muito bem. João e Maria fogem da proteção de seus lares, de seus pais, embrenham-se na floresta e são tentados pela casa de biscoitos e guloseimas da bruxa.

Oferecendo iguarias, a bruxa faz com que eles comam até ficarem gordinhos e prontos para serem comidos (prontos para sofrerem complicações por terem comido muito). A maioria de nós, seres

16 | *Eu e a Diabetes*

humanos, não sabe conviver com a felicidade, e nos é mais fácil viver sob ameaças, com possíveis desequilíbrios de nossa saúde, mas com a liberdade de comermos e bebermos o que quisermos, mesmo que isto signifique aumentarmos de peso, aumentarmos nosso teor de gorduras no sangue, aumentarmos nossa glicose, nosso ácido úrico. Esquecemos que a liberdade não existe, ela é apenas o direito que cada um tem de escolher sua escravidão.

Diversos trabalhos médicos vêm mostrando que uma das coisas mais difíceis para os diabéticos é seguir uma dieta. No início da diabetes, até que se segue uma programação alimentar, mas, com o tempo, os diabéticos, na grande maioria, começam a ver que têm de se esforçar diariamente, manter uma disciplina constante. Aos poucos, vão abandonando uma coisa que sentiam que lhes fazia bem, e começam a procurar o milagre da poção mágica: chás, remédios caseiros, remédios mirabolantes.

Não se pode conseguir o controle adequado da diabetes sem uma dieta apropriada para cada um. É esta idéia que devemos seguir, a de uma programação alimentar. Isso quer dizer que não devemos aceitar qualquer dieta que a equipe de saúde nos apresente, mas sim que devemos negociar uma programação alimentar saudável; porém, o mais próxima possível de nosso gosto, de nossa fantasia, de nossa maneira de ser. Vale a pena contar o caso da República da China. Ofereceu-se uma alimentação baseada na experiência americana, com dieta de 50% a 60% de glicídios, o restante dividido entre gorduras e proteínas. Os diabéticos passaram a não se controlar. Uniram-se, então, e negociaram com a equipe de saúde, aumentando o teor de glicídios para 70%, à base de arroz e derivados. Então, o controle melhorou.

Capítulo 3 – Tratamento: Dieta | **17**

Os princípios de uma dieta são:

1. Controle do peso;

2. Fornecer nutrientes adequados para o crescimento e o desenvolvimento para crianças e adolescentes;

3. Evitar açúcar;

4. Evitar gorduras saturadas, aquelas nas quais as ligações entre os átomos de carbono - C são únicas, ao contrário das gorduras poliinsaturadas, nas quais estas ligações são duplas = C. Por este pequeno detalhe, os átomos de H se liberam mais facilmente, se transformam em radicais livres e favorecem a arteriosclerose, ou seja, o endurecimento e degeneração dos vasos. As gorduras mono e poliinsaturadas (gorduras e óleos de origem vegetal) devem ser aumentadas. O total de gorduras deve prover de 25% a 30% da energia total da dieta, com 20% de poliinsaturados e apenas 10% de saturados;

5. Os glicídios ou carboidratos devem fornecer cerca de 50 a 60% da energia total e devem ser predominantemente complexos e ricos em fibras;

6. As proteínas não devem ir além de 15% da energia total.

Tudo o que comemos, mas tudo mesmo, é transformado em apenas cinco alimentos básicos: proteínas, glicídios, lipídios, vitaminas e sais minerais.

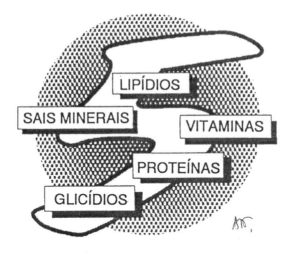

Figura 3

As "proteínas" nos fornecem os aminoácidos, que vão ajudar a refazer nossas proteínas. Embora as proteínas sejam a base para nossas estruturas corporais mais importantes, elas não devem exceder os 15% de nossa ingestão calórica. O excesso de proteínas pode levar à degeneração de certos órgãos e predispor ao aparecimento de câncer. Um grama de proteína libera quatro calorias quando utilizada no metabolismo intermediário.

Os "glicídios", ou carboidratos, transformam-se em glicose. Eles se constituem nos alimentos energéticos, que nos fornecem a energia vital de que necessitamos. Seu percentual no que comemos deve se situar em torno de 50% a 60%. Cada grama de glicose que entra no metabolismo celular libera quatro calorias.

As "gorduras", ou lipídios, são os alimentos que mais fornecem calorias. Um grama de gordura libera nove calorias quando utilizada. As gorduras se constituem em nossas principais reservas energéticas e são utilizadas em casos de jejum prolongado, em doenças com

Capítulo 3 – Tratamento: Dieta | 19

inapetência, etc. A energia contida nas gorduras só é bem utilizada na presença da insulina e de alguma glicose que, no jejum prolongado, se faz à custa da combustão da própria gordura junto com as proteínas. A quantidade de gordura na dieta de um diabético deve ficar em torno de 25% a 30% do Valor Calórico Total (VCT). As gorduras em excesso fazem mal, pois elevam seu teor no sangue (principalmente colesterol e triglicídeos), favorecendo a arteriosclerose e a degeneração dos vasos.

"Vitamina" é o nome que se dá a numerosos compostos orgânicos encontrados em muitos alimentos, e necessários ao funcionamento normal do organismo. As vitaminas estimulam diversos processos metabólicos. Algumas delas, como a C e a E em doses elevadas, inativam os radicais livres, substâncias que se acumulam durante o metabolismo e que favorecem o desgaste e a degeneração dos órgãos. A maioria das vitaminas encontra-se nas verduras, legumes e frutas que, além disso, oferecem grande quantidade de fibras, importantes equilibradores no processo de digestão.

"Sais minerais" são elementos presentes em pequenas quantidades, mas que exercem importantes funções em todo o metabolismo, tais como a quantidade de água dentro e fora das células, a calcificação dos ossos, a contração muscular e muitas outras. Temos como sais minerais o sódio (Na), o potássio (K), o cloro (Cl), o cálcio (Ca), o fósforo (P), o zinco (Zn) e o magnésio (Mg). Eles são encontrados nas verduras, legumes, frutas e em outros alimentos.

O importante é lembrar que nossa digestão simplifica tudo o que comemos, transformando todos os alimentos apenas nesses cinco elementos apontados. No entanto, a complexidade da oferta de alimentos e a nossa própria complexidade criam tal confusão que dificultam uma programação alimentar higiênica, base de nossa tentativa de evitar doenças e de tratar as que já existem. Os melhores alimentos são os naturais.

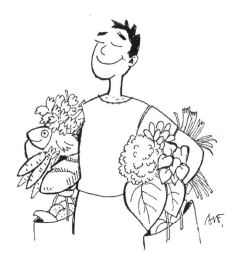

Figura 4

Os astronautas em suas viagens pelo espaço levam alimentação programada líquida, com poucos resíduos, só comendo o indispensável para o organismo e com a finalidade básica de não provocar distúrbios.

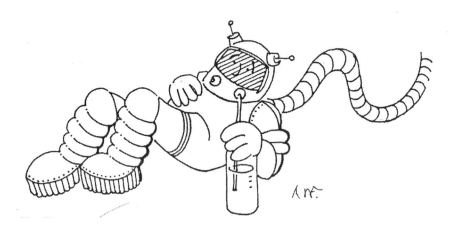

Figura 5

Capítulo 3 – Tratamento: Dieta | 21

Vejam como seria muito mais fácil: o cidadão precisa de uma alimentação de 2.000 calorias para manter seu peso ideal, com 60% de glicídios, 15% de proteínas e 25% de gorduras, 20% das quais poliinsaturadas, e sais minerais vitaminas, tudo distribuído em duas garrafas (incluída a quantidade de água necessária) a serem tomadas nas 24 horas do dia e dividido conforme as necessidades e as atividades físicas do período. Seria o sonho dourado para todas as equipes de saúde. Os produtos dietéticos preenchem nossas fantasias e, como não se vive sem elas, eles nos igualam aos não-diabéticos quanto ao comer bem.

A escolha alimentar deve ser norteada por listas de alimentos. Em nosso meio, o melhor livro sobre o assunto é o de Guilherme Franco, que mostra a composição de todos os alimentos por 100 gramas de peso. A análise se faz em torno de calorias, glicídios, proteínas, gorduras, sais minerais e vitaminas, de tal modo que, querendo, pode-se substituir um alimento-padrão de glicídios, como o arroz por fubá ou por pizza, desde que vençamos a reação da inércia, da preguiça que nos acompanha em todo o início de uma coisa nova; vê-se, então, que é fácil a troca de alimentos, o que se pode fazer com bastante acerto.

Existem diversas tabelas de contagem de Carboidratos que facilitam, por medidas caseiras, verificar quanto cada medida, em gramas, tem de Calorias e de Carboidratos.

Na programação da dieta, devemos levar em consideração o peso e a idade. A dieta deve procurar sempre corrigir o peso, tendo em vista o peso ideal. Nas crianças e adolescentes, as curvas de crescimento (em nosso meio, as curvas de Marcondes Ferraz) são importantes para observar se a criança está crescendo dentro de seu canal, ou se dele saiu. Quase todas as crianças diabéticas crescem menos em períodos de mau controle, podendo ficar de quatro a vinte centímetros abaixo de seu padrão genético; é mais uma maneira indireta de se avaliar como anda o controle metabólico. Também pela curva de

Eu e a Diabetes

crescimento verifica-se se o peso está de acordo com a altura, corrigindo-o com a dieta e com atividade física programada.

Quando a criança está dentro do peso, a dieta deve ser assim orientada: 1.000 calorias no primeiro ano de vida, aumentando-se 100 calorias por ano até a total maturação do organismo. Assim, um menino de 15 anos deverá receber uma alimentação de 2.500 calorias.

Nos adultos, a dieta depende do biótipo. Os "brevilíneos", mais atarracados, os que têm o ângulo formado por suas últimas costelas com o externo mais aberto, acima de 90 graus, podem comer mais; os "normolíneos", com ângulo de 90 graus, e os "longilíneos", mais esguios, com ângulos menores de 90 graus, devem comer menos. Uma fórmula fácil é a de diminuir da altura 100 centímetros e do resultado subtrair nada, 5 ou 10% para homens brevilíneos, normolíneos e longilíneos, respectivamente, e para as mulheres subtrair 5, 10 ou 15%. Assim, para descobrir o peso ideal (PI) de um homem brevilíneo de 164 cm, temos (PI): 164 - 100 = 64Kg, e no caso de uma mulher normolínea de 165 cm, seria 165 - 100 = 65 - 10% = 58.5Kg.

Como regra prática, aqueles que estão com seu peso dentro do ideal teriam que se alimentar com 30cal por Kg de peso ideal por dia para manter o peso; para os que devem perder peso diminui-se para 20cal/Kg/dia, e para aumentar de peso 40cal/Kg do peso ideal/dia. Suponhamos, como no exemplo anterior, que a mulher normolínea, com o PI de 58,5Kg, está com 70Kg, com um excesso de 11,5Kg. Multiplicando-se seu PI por 20, teremos 58.5 x 20 = 1.170cal, que seria o total de calorias de sua dieta para emagrecer.

Caloria é a unidade de medida do poder nutritivo dos alimentos. Consiste no número de pequenas calorias que o peso determinado de um alimento pode fornecer aos tecidos; um grama de glicose (de glicídios) é igual a quatro calorias, um grama de proteínas é igual a quatro calorias e um de lipídios é igual a nove calorias. Na dieta citada

Capítulo 3 – Tratamento: Dieta | 23

como exemplo de 1.170 calorias, 60% devem ser de glicídios (702 calorias/4=175.5 gramas), 15% de proteínas (175.5 calorias/4=43.9 gramas) e 25% de lipídios (292.5 cal/9=32.5 gramas). Pela lista de substituição de alimentos podemos montar a nossa dieta segundo nossos gostos e nossa vontade, supervisionada por profissionais competentes.

Se pegarmos a tabela do Dr. Guilherme Franco, ou outra similar, veremos que 100g de pão francês (2 unidades pequenas) têm 293cal e 53g de carboidratos, que vão se transformar em glicose. Portanto, quem come muito pão engorda e aumenta sua glicose. Com jeito, podemos aprender a conhecer a constituição do que comemos, e conversar com o profissional que orienta nossa alimentação, a fim de que sejamos co-autores de nossa dieta.

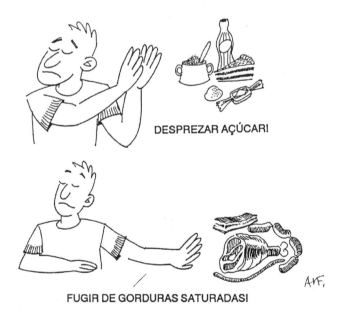

Figura 6

Devemos praticar a gastronomia: a arte de comer bem, deixando de ser comilões. A comida deve ser mastigada devagar, saboreada em

24 | *Eu e a Diabetes*

toda a cavidade da boca. Reparem que os gastrônomos são magros e os comilões, gordos, muitos deles diabéticos.

A restrição de álcool é particularmente importante para os obesos, os hipertensos e os que têm os triglicrídeeos elevados. No entanto, quando não há restrição, o álcool pode ser ingerido moderadamente, sabendo-se que uma grama de álcool libera sete calorias; existem tabelas com a composição de diversas bebidas alcoólicas (ver capítulo Bebidas Alcoólicas e Diabetes).

Os adoçantes nutritivos (sorbitol e frutose) devem ser limitados e os não calóricos, liberados. Deve ser aconselhada a restrição de sal para os hipertensos. O uso do aspartame deve ficar a critério de cada um, visto a controvérsia que existe em torno deste adoçante.

A aceitação de uma dieta depende muito de nós. Um exemplo é o de Úrsula, linda menina. A mãe, com excesso de peso, brigava com Úrsula para que ela comesse: era magra e pouco comia. Úrsula ficou diabética, reverteu o caso, e a mãe passou a brigar para ela não comer. Já o Dr. João, advogado ilustre, procurou-nos para emagrecer; era filho de diabéticos, 180cm com PI (peso ideal) de 80Kg, pesava 130Kg. Quando programamos uma dieta de 1.600cal, procurando manter os alimentos de sua preferência, ele riu muito e perguntou se aquela programação era para ser antes ou depois das refeições, e contou-me que saía para almoçar com clientes, comia e bebia muito. Na volta ao escritório passava na lanchonete próxima, tomava dois milk shakes e comia dois sacos de batatas fritas.

Você tem boa cabeça e boa vontade, tanto que está lendo este livro. Esses dois atributos reunidos podem fazer você chegar ao ponto de comer agradável e saudavelmente.

Devido ao interesse que a dieta exerce sobre todos nós, na terceira parte deste livro existem mais dois capítulos sobre este apaixonante assunto.

CAPÍTULO 4

Dicas para os Diabéticos Melhor se Controlarem

Rogério F. Oliveira

Podem as pessoas ultrapassarem a tendência de aumentarem de peso e de serem gulosas? Você pode mudar a cor de seus cabelos, usando corantes e a cor de seus olhos, usando lentes de contato. Pode mudar também suas tendências alimentares através de um plano especial para perder ou manter peso e manter melhor o controle de seu açúcar.

Trabalhando duro para melhorar sua alimentação, você tem de considerar três fatores:

Exercício

Seu corpo quer ser exercitado, e não permanecer numa confortável poltrona em frente à TV, vídeo ou computador, sonhando ser magro e esbelto.

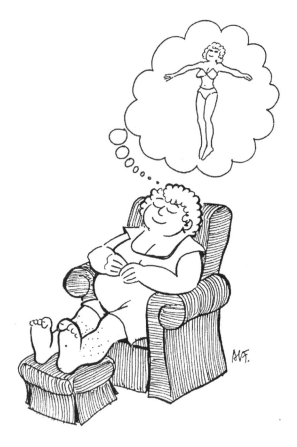

Figura 7

Se você vem de um período sem fazer nenhuma atividade física, ou pior, se sempre foi sedentário, caminhe. O caminhar é conveniente, e excelente para sua saúde. Caminhar 40 minutos por dia equivale ao consumo de 200 calorias: pode fazer diferença em seu peso, níveis de glicemia e saúde geral.

Se você caminhar 20 minutos em sua residência ou em seu local de trabalho de manhã e 20 minutos à tarde, pode perder 12 quilos em um ano, desde que você não aumente a alimentação, pensando que por estar fazendo mais atividade física, tem o direito de comer mais (erro freqüente).

Capítulo 4 – *Dicas para os Diabéticos Melhor se Controlarem* | 27

Escolha o exercício que preferir, e faça-o regularmente (Figura 8). No entanto, deve procurar seu médico e aconselhar-se com ele, pois se você já é portador de complicações, o exercício deve ajudá-lo sem agravá-las.

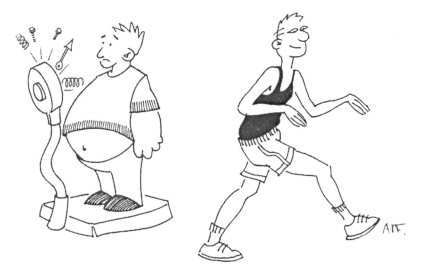

Figura 8

Se você arranjar companheiros, o exercício tornar-se-á mais agradável e passará a ser um acontecimento tanto social quanto físico.

Nunca esqueça que você necessita se monitorizar melhor para evitar desvios metabólicos, ajustando sua medicação com essa finalidade.

Dieta

O que você come é tão importante como o quanto você come. Se você passar para uma alimentação baixa em gorduras, baixa em colesterol, rica em glicídios, estará entrando num plano que é bom para sua diabetes. Use e abuse dos vegetais A (verduras) e B (legumes) e programe as frutas, pães de grão, massas e cereais, leite desnatado, aves, peixes e carnes magras. Os alimentos naturais são um pouco mais caros, porém mais saudáveis.

Aprenda a usar a lista de substituições e de contagem de carboidratos, e quando já estiver craque faça uma sabatina pelo menos 1 vez por semana.

Ambiente

Não se submeta a tentações desnecessárias. Dicas de como criar um ambiente favorável a você:

1. Mantenha seus vegetais favoritos preparados na geladeira (Figura 9). Quando tiver vontade de comer, vá à sua geladeira e pegue um copo de gelatina dietética, com zero de carboidratos e apenas 1.5 calorias por uma colher de sopa, ou seja, você pode saciar a vontade de comer com um mínimo de calorias.

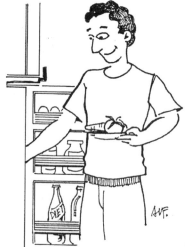

Figura 9

Capítulo 4 – Dicas para os Diabéticos Melhor se Controlarem | **29**

2. Coma duas porções de frutas frescas por dia.

3. Tenha sempre um estoque de água mineral e de refrigerantes dietéticos.

4. Peça a seu nutricionista para lhe ensinar a programar uma alimentação baixa em gordura, rica em glicídios e em fibra.

5. Quando for comer fora, dispense o serviço de entrada, quase sempre rico em gorduras e em calorias vazias de valor nutritivo.

Monitorize seu progresso em bases regulares: pese-se apenas uma vez por semana, determine sua hemoglobina glicada a cada dois meses. Se houver uma ocasional recaída com ganho de peso e/ou com elevação da glicada, pense em sua meta a longo prazo, não se recrimine, converse com você mesmo, a fim de conseguir os resultados desejados.

Crie um Ambiente Positivo para o Exercício

1. Introduza mais exercício em sua vida diária: caminhe, suba escadas, caminhe sempre que possível; não peça as coisas dentro de casa, faça-as.

2. Planeje seus exercícios físicos: quem sabe faz a hora, não espera acontecer. Quando o tempo estiver ruim, faça atividades dentro de casa: correr, fazer flexões, dançar etc.

3. Entrar para uma academia e fazer bicicleta, esteira, musculação com supervisão é uma ótima opção.

Parece que tudo isso é óbvio! É claro, mas tudo o que é bom para a gente é óbvio. O genial Freud disse: todo o ser humano sabe o que seria melhor para si; a diferença é entre achar e fazer. Lembro o que

30 | *Eu e a Diabetes*

escreveu Maria Cristina, minha amiga e ex-cliente diabética: "Cada problema que aparece em nossa vida só ocorre porque somos capazes de enfrentá-lo, senão não seria problema."

O exercício físico sempre foi considerado uma das atividades mais saudáveis; envelhece mais devagar e melhor quem faz exercícios. O exercício ajuda a manter uma boa saúde e, quando praticado, há grande liberação de hormônios que ajudam a regenerar os tecidos, aumentar a circulação, além de ser tranqüilizante e um potente tamponador de ansiedade.

Estamos cansados de ver atletas, verdadeiros espartanos, que de repente, abandonam o esporte, passam para a vida sedentária, rapidamente engordam e, pior, envelhecem precocemente.

O exercício físico ajuda a melhor controlar a diabetes porque:

1. facilita a união da insulina com seus receptores celulares, levando a glicose para o interior das células. Daí protege novos de casos de diabetes;

2. diminui a ansiedade que existe em todos nós. A ansiedade é mais freqüente em nós, diabéticos, pois somos de maior risco. Isso nós constatamos diariamente: todos nos vêem como candidatos às piores complicações, esquecendo que existem caminhos a seguir. Mal comparando, os riscos de se viver numa cidade grande são muitos, mas existem maneiras de diminuí-los.

3. a atividade física competitiva necessita de disciplina para o aprimoramento, se quisermos ter bons resultados. A disciplina (é a quantidade de amor que cada um se dedica por dia) é benéfica para tudo. Ficamos satisfeitos em ver atletas diabéticos, alguns nossos pacientes, conseguirem excelentes resultados.

Capítulo 4 – Dicas para os Diabéticos Melhor se Controlarem | **31**

Devemos começar qualquer atividade devagar, testando nossa capacidade física, com monitorizações glicêmicas sempre que for necessário e aconselhado.

Damos a seguir as diferentes atividades físicas e o consumo de calorias por 10 minutos de cada uma delas. Podemos observar que mesmo as mais tranqüilas, como ficar sentado, gastam calorias, e que este gasto depende também do peso corpóreo. Em uma hora de tênis um homem de 70 kg gasta cerca de 400 calorias, o que é bem razoável.

No entanto, muitas pessoas fazem exercícios e não conseguem emagrecer, e alguns diabéticos também praticam muito exercício e continuam com suas glicemias e suas proteínas glicadas elevadas. Isso porque jogam duas horas de tênis, um gasto aproximado de 800 calorias, depois sentam no bar e comem e bebem mais de 1000 calorias, ou porque acham que gastaram muito, ou por medo de possíveis hipoglicemias; daí, não alcançam todo o potencial benéfico que o exercício poderia fornecer.

Aliás, antes de se iniciar a prática de qualquer esporte, deve-se determinar a glicemia capilar. Se estiver normal ou baixa, e se o diabético estiver com seu peso normal ou abaixo dele, recomenda-se uma refeição extra. Se estiver com seu peso elevado, deve-se diminuir um terço a dose de insulina na primeira aplicação antes da atividade, ou tomar apenas metade da dose do hipoglicemiante oral. Não esquecer nunca de portar uns 30g de açúcar em um pequeno vidro, para o caso de hipoglicemia. Com isso, diminuímos a possibilidade de uma hipoglicemia, ou o agravamento de uma hiperglicemia prévia.

32 | *Eu e a Diabetes*

Atividades Físicas e Consumo de Calorias por 10 min

	Peso Corpóreo (kg)				
Atividades	49,9	58,9	68,9	77,1	86,5
Sentado	11	12	14	16	18
Costurar	12	14	16	18	20
Jogar cartas	13	15	17	19	22
Tocar piano	20	24	27	31	34
Pescar	31	37	42	48	53
Limpeza	31	37	42	48	53
Caminhar	40	47	54	62	69
Correr 8,7 min/km	68	80	92	105	117
Correr 6,2 min/km	105	124	143	162	181
Golfe	43	50	58	65	73
Tênis	55	64	74	84	94
Natação					
- Crawl	64	76	87	99	110
- Peito	81	96	111	126	140
Ciclismo					
- Passeio	50	59	68	77	86
- Competição	85	100	115	131	146
Dança					
- Aeróbica	52	61	70	79	89
- Festas	26	30	35	39	44

Se a glicemia estiver elevada, é aconselhável usar pequena dose de insulina de ação ultra-rápida, conforme o caso e a taxa: insulinas ultra-rápidas lispro (Humalog) e asparte (NovoRapid), podem ser usadas em pequenas doses, individualizadas para cada caso.

Capítulo 4 – Dicas para os Diabéticos Melhor se Controlarem | 33

Exemplifiquemos: quando um diabético em uso de insulina vai jogar uma partida de tênis, sem maiores responsabilidades e com amigos, a glicemia tende a cair durante o jogo. Se for jogar com ânsia de vencer um rival, a glicemia tende a se elevar durante a partida. Daí a necessidade da monitorização, pois do contrário haverá hiperglicemia, e ficará difícil mostrar ao rival que joga melhor. De qualquer maneira, a tendência da glicemia é diminuir dez horas após a prática do esporte. O diabético que pratica esporte rotineiramente tem um controle mais estável com menor dose de insulina.

Não devemos nos esquecer de que o exercício propicia o acúmulo de radicais livres. Durante a combustão dos alimentos dentro das células, liberando ou incorporando energia de reserva, certos radicais, certos fragmentos, não se ligam em nenhuma via metabólica e ficam livres. No metabolismo, como na vida, nada deve ficar livre, mas sim ligado em alguma coisa. Os radicais livres são a hidroxila (OH), o superóxido (O) e o peróxido de hidrogênio (HO). O organismo tem capacidade limitada de neutralizá-los por meio da enzima superóxido desmutase (SOD), na fase inicial de sua formação, mas quando esses radicais se acumulam muito e passam para hidroxila (OH), torna-se mais difícil sua neutralização.

O médico e bioquímico americano Denham Harmann, 72 anos e candidato ao Prêmio Nobel de Química, foi o formulador da teoria dos radicais livres, aos quais atribuiu, já em 1956, a responsabilidade por doenças degenerativas crônicas e o próprio envelhecimento. Afirma ele que "nosso corpo vive continuadamente produzindo radicais livres, que são moléculas desequilibradas pela perda de um elétron. Quanto maior for esse desequilíbrio, ou seja, o número de moléculas desestabilizadas, maior será o aparecimento de doenças".

Durante o exercício, os radicais livres vão se acumulando e se ligam às duplas ligações dos fosfolipídios das membranas celulares e

34 | *Eu e a Diabetes*

nucleares, rompem as duplas ligações, facilitando a degeneração da célula e um possível ponto de partida para um câncer, além de se ligarem ao colesterol, tornando-o mais aterogênico. Daí, a necessidade de o diabético que vai praticar esportes tomar doses altas de vitaminas E e C e de outros antioxidantes.

Com todos estes cuidados, o exercício torna-se um agradável colaborador no controle metabólico, com um mínimo risco de possíveis hipo ou hiperglicemias, desde que acompanhado por adequada automonitorização.

CAPÍTULO **5**

Tratamento:
Hipoglicemiantes Orais

Rogério Oliveira

Foram descritos, em 1918, os efeitos hipoglicemiantes das *biguanidas* (drogas derivadas da guanidina com ação hipoglicemiante – fenformin e metformin), e, em 1942, o efeito das *sulfoniluréias* (cujo uso decorreu da observação clínica de Janbon, que verificou a queda da glicemia em pacientes portadores de febre tifóide que vinham sendo medicados com sulfonas). As primeiras foram usadas por muitos clínicos antes da descoberta da insulina, em 1922.

Foi uma alegria e uma revolução no mundo médico: substâncias que, por via oral, podiam baixar o nível de açúcar. Os laboratórios saíram em campo e diversas sulfoniluréias foram aparecendo, bem como biguanidas. Nos Estados Unidos, em 1980, o custo empenhado nesses produtos foi de 118 milhões de dólares, comparado ao de 104 milhões de dólares com insulinas. O custo destes agentes constitui grande parte dos 12 bilhões de dólares gastos anualmente com materiais e serviços para a diabetes.

36 | *Eu e a Diabetes*

No entanto, uma análise fria de seu emprego, depois de diversos anos de acompanhamento, mostra que só a ansiedade dos diabéticos explica o número de tais drogas.

Vamos analisar o mecanismo de ação das sulfoniluréias e suas indicações. Observou-se que as sulfoniluréias não têm eficácia para os diabéticos insulinodependentes, mas sim para alguns tipos de diabéticos não-insulinodependentes, pois seu mecanismo de ação é o de ajudar na secreção de insulina pelas células beta do pâncreas. Pouco efeito têm na periferia. Logo, sua indicação se restringiria aos diabéticos que não precisam de insulina.

Quando as sulfoniluréias são usadas em paciente que já se utiliza de uma alimentação equilibrada e atividade física programada e diária, havendo falência de se normalizarem os níveis da glicemia, diz-se que houve *falência primária*. Se houve boa resposta por um período de tempo e depois o controle metabólico se deteriora novamente, fala-se em *falência secundária*. Quer numa, quer noutra destas falências, pode-se tentar associar a sulfoniluréia à biguanida metformin.

As biguanidas são sensibilizadores da insulina em sua ação de introduzir a glicose nas células, onde será transformada em energia. Das biguanidas, atualmente apenas se prescreve a metformina, uma das drogas de escolha para o diabético obeso, visto que não estimula a liberação da insulina e sim melhora sua ação. O fenformin não é mais usado, pois em pacientes idosos e já com complicações cardiovasculares ou pulmonares (com dificuldade de oxigenarem adequadamente os tecidos) pode favorecer o aparecimento de um tipo de acidose muito grave, a chamada acidose lática.

A associação de sulfoniluréia e metformina tem mostrado bons resultados, e muitos pacientes podem se beneficiar desta combinação, desde que bem monitorizados. Usarndo-se sulfoniluréia com pequenas

Capítulo 5 – *Tratamento: Hipoglicemiantes Orais* | **37**

doses de insulina tipo NPH e, atualmente, a Lantus (insulina Glarginia) em dose única e principalmente ao deitar, também é uma outra boa opção.

O Sr. Antônio, motorista de praça de 63 anos, veio à nossa clínica particular por indicação de um cirurgião vascular; estava com uma obstrução da artéria principal da perna direita, com indicação de cirurgia (bypass arterial). Conversei com o Sr. Antônio, e ele me disse que se consultava em dois hospitais. No primeiro, prescreveram-lhe dieta e dois comprimidos de clorpropamida (Diabinese). No segundo, aconselharam 20U de insulina NPH e levaram-no para a nutricionista, que programou uma dieta adequada. Ele comia de tudo e tomava três comprimidos de Diabinese e 30 U de insulina. Para lhe corrigir o peso, programei uma dieta com 30% de gorduras não-saturadas, dei-lhe 16U de insulina NPH e quatro testes de urina para ver o açúcar, doses de insulina regular conforme os resultados, além de exercícios com os pés sempre que fosse possível (exercícios de Buerger, que consistem em estender e flexionar os dedos dos pés, com as pernas na horizontal, parando quando houver cansaço), para ativar a circulação colateral. O Sr. Antônio melhorou tanto que não precisou operar e viveu bem por mais 15 anos, quando faleceu, vítima de infarto do miocárdio.

As biguanidas podem também ser usadas nos diabéticos insulinodependentes, pois facilitam a ação da insulina administrada. Por outro lado, as sulfoniluréias de segunda geração têm também efeito na periferia, nos receptores à insulina, e poderiam ser usadas junto com a insulina tanto nos diabéticos tipo 2 como em alguns tipo 1.

O conhecimento científico atual nos aponta para três distúrbios básicos como causa da hiperglicemia no DM2:

- resistência periférica à ação da insulina
- aumento da produção hepática de glicose
- diminuição da secreção de insulina

38 | *Eu e a Diabetes*

A hiperglicemia crônica agravará a resistência insulínica assim como agirá diminuindo a capacidade de secreção da célula beta, a qual já é previamente deficiente devido à ação genética.

Um dado que ainda tem suas controvérsias, mas que vem sendo salientado é o de que nos indivíduos de peso normal, o predomínio do defeito ocorre na diminuição da secreção de insulina, já nos indivíduos portadores de excesso de peso predomina a resistência periférica e o aumento da produção hepática de glicose.

No momento podem ser encontradas cinco diferentes classes de hipoglicemiantes orais: inibidores da alfa-glicosidase (acarbose), sulfoniluréias, meglittinidas, biguanida (metformina) e tiazolinedionas.

Tipo	Local de Ação	Modo de Ação
Inibidores da alfa-glicosidase (acarbose)	Intestino	Retarda a absorção dos carboidratos da dieta até que eles passem para as partes finais do intestino delgado, de tal forma a reduzir os picos de absorção da glicose.
Sulfoniluréias (glimepirida, glipizida, clorpropamida, glicazida, etc.)	Pâncreas	Aumentam a secreção de insulina, estimulando as as células beta do pâncreas Estes agentes são eficazes enquanto houver capacidade de secreção endógena de insulina.

Capítulo 5 – Tratamento: Hipoglicemiantes Orais | **39**

Tipo	Local de Ação	Modo de Ação
Meglitinidas (repaglinida, nateglinida)	Pâncreas	Estimulantes de curta duração da secreção da insulina para o controle da hiperglicemia pós-prandial (secretagogos da insulina). São eficazes enquanto houver capacidade de secreção endógena de insulina.
Biguanida (metformina)	Células periféricas e liberação hepática da glicose	Atua primariamente reduzindo a liberação hepática de glicose e num segundo momento, melhorando a resposta das células periféricas à insulina, facilitando a captação de glicose.
Tiazolinedionas (rosiglitazona, pioglitazona)	Células periféricas e liberação hepática de glicose	Atuam melhorando a resposta das células periféricas à insulina, facilitando a captação de glicose; e reduzindo a liberação hepática de glicose.

O mundo está preocupado com o grande número de complicações degenerativas que incidem em diabéticos, principalmente nos do tipo 2, os que não necessitam de insulina exógena. São gangrenas, acidentes vasculares cerebrais, infartos do miocárdio, complicações renais, da retina e do sistema nervoso. Provavelmente, isso se deve ao fato de que esse tipo de diabetes evolui lentamente com poucos

40 | *Eu e a Diabetes*

sintomas que incomodam. Os pacientes ficam muito tempo com glicemia elevada, principalmente depois das refeições e, muitas vezes, com glicemias de jejum quase normais, dando a impressão de que o controle está muito bom e até que eles podem comer mais.

A associação de hipoglicemiantes é uma excelente maneira de se tentar controlar o diabético. A metformina é a primeira droga no tratamento do diabético obeso na dose inicial de 500mg por uma semana seguido de 500mg duas vezes por dia, com a dose máxima de 500mg x 3 (ou 850mg x 2) por dia. As sulfoniluréias são a primeira opção no tratamento dos diabéticos tipo 2 não muito obesos, com índice de massa corporal (kg peso / m² de altura) abaixo de 27. Uma comissão para estudar esse problema incidente nos diabéticos tipo 2 foi estabelecida, com a coordenação do Dr. Alberti, eminente médico de Londres, para orientar a todos os médicos sobre quais as condutas a serem tomadas para melhor tratar a crescente população diabética.

A orientação deste grupo de estudo incluiu:

a) dieta com 70% de glicídios, 20% de gorduras vegetais poliinsaturadas e apenas 10% de proteínas animais. O valor calórico total da dieta vai depender do peso do paciente, caso tenha de perder, manter ou aumentar o peso. As dietas ficaram até mais saborosas para os diabéticos, com maior quantidade de glicídios, que era o sonho dourado dos diabéticos do passado;

b) monitorar os diabéticos com testes de urina e, principalmente, de sangue capilar, antes das quatro principais refeições; conforme o nível da glicemia capilar ou da glicosúria, ministrar pequenas doses de insulina, principalmente as de ação ultrarápidas; se o controle metabólico não se tornar adequado, verificar também as glicemias capilares uma hora após as principais refeições, a fim de constatar se aquilo que o paciente comeu foi realmente metabolizado (Figura 10);

Capítulo 5 – Tratamento: Hipoglicemiantes Orais | 41

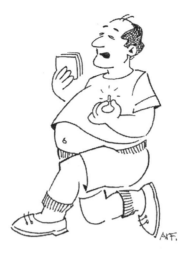

Figura 10

c) tão logo melhorado o controle metabólico, com as glicemias próximas da normalidade, estimular a prática de esportes adequados para cada um; o grupo de idade mais avançada, as caminhadas constituem as melhores indicações;

d) o uso de hipoglicemiantes orais tem indicação precisa e limitada para alguns pacientes, que devem ser testados por monitorização, ajudando a manter as glicemias mais próximas do normal, mas sempre com a colaboração dos testes de urina e/ou sangue;

e) monitorização por laboratório com determinações das hemoglobinas glicadas a cada dois meses (traduz a média das glicemias dos dois últimos meses), e, grosseiramente, o resultado da determinação da hemoglobina glicada multiplicado por 25 e do resultado subtraído 84 nos dá uma estimativa muito boa da média dos resultados das glicemias dos dois últimos meses. Exemplo: 13,2% x 25 = 330 – 84 = 246,

42 | *Eu e a Diabetes*

mostrando que a média da glicemia nesse período foi alta, de 246, com elevado risco para as complicações da diabetes.

A frutosamina mede o controle a cada mês e, assim, permite as correções necessárias mais precocemente, até que se chegue ao equilíbrio metabólico. É o melhor exame para se acompanhar a gestante diabética e o diabético idoso.

Todos esses testes de monitorização não devem ser encarados como policiamento, e também não devemos ficar com sentimento de culpa quando os valores forem elevados. Simplesmente devemos descobrir o que está errado, o que estamos fazendo de forma conturbada, empenhando-nos ao máximo para que nossos testes melhorem, tornem-se normais. Não é pecado comer, não é pecado não fazer exercício e nem deixar de tomar os remédios que deveríamos tomar. Mas, para nosso organismo diabético, não se trata de pecado e sim de manter nossa glicemia quase normal. Se quisermos nos manter mal controlados, quando aparecerem as complicações, podemos ter a certeza de que foi este o destino que escolhemos para nós;

f) entrarmos para um grupo de diabéticos, para uma Associação de Diabéticos, para aprendermos e também para ajudarmos outros que, como nós, querem aprender, querem diminuir a ansiedade, querem viver bem com a sua diabetes, deixando de querer uma cura mágica por saber que a diabetes não é nenhum bicho-papão, que pode até nos fazer viver melhor, coisa que ainda não tínhamos conseguido com ou sem diabetes.

Assim, vimos que os hipoglicemiantes orais são mais um degrau para o tratamento da diabetes e não constituem nenhum milagre, mas apenas outro auxiliar que, quando bem utilizado (e não abusivamente), pode ajudar aos diabéticos que realmente desejam se controlar. Tudo

Capítulo 5 – Tratamento: Hipoglicemiantes Orais | **43**

depende de nós, não adianta procurar alguém ou alguma coisa que resolva nossos problemas de vida. Vai depender de nossa disciplina, de nosso esforço. E isto nós temos, visto que até estamos lendo este livro. Procure a Associação de Diabéticos mais próxima de você e embarque na canoa de ajudar e de ser ajudado, e você vai ver que pode chegar lá, com a satisfação do dever cumprido. Procure diabéticos que necessitam de ajuda e os visite, ensine, apóie.

CAPÍTULO 6

Tratamento: Insulinas

Rogério F. Oliveira

Desde a descoberta da insulina por Banting e Best em 1921, processos de produção de insulinas têm sido aprimorados. Embora as primeiras insulinas fossem muito impuras e causassem efeitos colaterais, o desenvolvimento tem levado melhoria da qualidade de vida para milhões de diabéticos, principalmente no que tange ao grau de purificação deste hormônio vital. Todos os mamíferos são dependentes da insulina para o processo metabólico do açúcar no sangue.

A primeira injeção de insulina foi administrada por Banting em um menino de 14 anos de idade no dia 12 de janeiro de 1922, no Hospital Geral de Toronto, Canadá. O menino estava morrendo em coma diabético, o que levou o pesquisador a aplicá-la pela primeira vez. O resultado foi excelente.

Em 1955, Sanger identificou a seqüência de aminoácidos das insulinas suína e bovina, e em 1960 foi descoberta a seqüência de aminoácidos da insulina humana. Este estudo mostrou uma diferença nas seqüências de aminoácidos entre as insulinas humanas, suínas e

46 | *Eu e a Diabetes*

bovinas, sendo a suína quase semelhante à humana. No entanto, uma série de estudos mostrou que pacientes tratados com insulina humana têm menos anticorpos do que os tratados com insulina suína, bem como o controle metabólico fica melhor quando pacientes são transferidos para a insulina humana. Conseqüentemente, a introdução da insulina humana representa um avanço na terapia das insulinas.

A insulina humana pode ser obtida por duas vias. A primeira insulina humana comercialmente disponível foi introduzida em 1982. Esta insulina humana semi-sintética é produzida a partir da insulina suína, usando enzimas que removem o aminoácido alanina da cadeia B terminal e o substitui pelo aminoácido treonina. Aí fica igual à humana.

Mais recentemente, a produção de insulina humana foi feita por técnicas do DNA recombinante, comumente conhecidas por engenharia genética. Basicamente, podemos resumir:

1. Isolar um plasmídeo de uma célula de uma bactéria ou de uma levedura.

2. O plasmídeo é então aberto por uma enzima específica.

3. O gene "estrangeiro" é então inserido no plasmídeo, o qual é então fechado por outra enzima específica para dar origem à molécula do DNA recombinante.

4. O plasmídeo recombinante é introduzido numa célula adequada.

5. A célula é então cultivada em meio de cultura apropriado. Ela cresce, multiplica e produz células idênticas, induzindo a produção da proteína requerida, no caso, a insulina.

Em resumo, as mais adequadas insulinas para o tratamento da diabetes são as insulinas humanas e, atualmente, seus análogos: lispro, asparte (de ação ultra-rápida) e a glarginia (de ação prolongada

Capítulo 6 – Tratamento: Insulinas | **47**

e sem picos). O laboratório Novonordisk, vai lançar a insulina Levemir, análogo de ação prolongada e previsível.

Tempo de Ação

Existem alguns tipos principais de preparações de insulinas. O primeiro é uma solução transparente de insulina, que tem ação de início rápido, em 1/2 hora, pico com 2 horas e tempo máximo de ação 8 horas após a sua administração. São denominadas regular, rápida ou simples.

Para se obter uma ação retardada, acoplou-se a insulina à substâncias que retardam sua absorção quando aplicada no tecido subcutâneo, prolongando sua ação; e dão o aspecto turvo à solução. Surgiram as insulinas intermediárias: a NPH, cuja substância retardadora é a protamina, e a L cuja substância é o zinco. Podem-se misturar insulinas de ação intermediária com a de ação rápida na mesma seringa.

Atualmente, existem os análogos da insulina, com tempo de ação muito mais previsível e permitindo aos usuários a percepção mais fácil das hipoglicemias, desde que acompanhados de freqüentes automonitorizações, conforme o caso; primeiro foi a insulina lispro (Humalog, da Lilly), em que se colocou o aminoácido lisina antes da prolina.: O início da ação se dá em 5-10 minutos e duração de 4 horas. Depois, a insulina aspartic (Novorapid, da Novo), que começa a agir em 15 minutos e dura 5 horas. Por serem de ações ultra-rápidas, ambas estão sendo usadas nas bombas de infusão de insulina. Recentemente, surgiu no Brasil (em 2003) a insulina Glargina (Lantus da Aventis – troca da glicina e da arginina), permitindo uma ação prolongada de 24 horas, uniforme e sem picos. Não pode ser misturada com nenhuma outra insulina, devendo ser aplicada só, pois do contrário haverá alteração em sua ação. Estamos esperando o lançamento da insulina Levemir da Nova, insulina de ação prolongada e previsível.

48 | *Eu e a Diabetes*

Qualquer tipo de insulina quando aplicada intravenosamente age de imediato, perdendo suas características de tempo de ação.

Resumo

Origem: bovina, suína, mista, humana, análogos.

Métodos de produção: extração, semi-síntese, tecnologia do DNA recombinante, transposição de aminoácidos (análogos).

Ação: ultra-rápida, rápida, intermediária ou longa.

Formulação: ultra-rápida (análogos), rápida ou regular, NPH (suspensão com protamina), lenta (suspensão com zinco) e ultra-lenta (análogos).

Concentração: U-100 (Brasil).

Análogos (semelhantes) que permitiram mudar o tempo de ação: lispro, aspart (ultra-rápidas) e glargina (prolongada, sem picos) e levemir (prolongada, a ser lançada).

Estocagem

A insulina é um hormônio estável. Depois de expirado o prazo de validade, degrada gradualmente e perde a sua eficiência de 1U por vidro de 1.000U e por ano. Deve-se evitar o congelamento e temperaturas muito elevadas, próximas da fervura (100 graus centígrados). Após aberto o frasco de insulina, pode-se conservá-lo à temperatura ambiente. Só as insulinas de reserva devem ser conservadas em geladeira, na prateleira de baixo. As de uso não necessitam de serem conservadas em baixas temperaturas. Os refis das seringas e as bombas de insulina nunca precisam ser conservadas em geladeira.

Capítulo 6 – Tratamento: Insulinas | 49

O uso das insulinas ultra-rápidas ajudam muito o nosso controle metabólico, como mostramos no Congresso Internacional de Diabetes (novembro de 2000 na cidade do México) e no Congresso Internacional de 2003, em Paris (agosto), onde fomos convidados a representar o Brasil em 3 apresentações, inclusive com entrevista na imprensa internacional, e no Congresso Brasileiro de Diabetes, Goiânia, novembro de 2003.

Já se passaram 82 anos da descoberta da insulina e apesar disso, ela ainda não é empregada quando necessária, e quando indicada, muitas vezes não é usada da maneira e na dosagem que levariam a melhores resultados. É comum que pacientes sejam tratados apenas com dieta ou com dieta e hipoglicemiantes orais, apesar dos maus resultados quanto ao controle metabólico, com hemoglobinas glicadas e frutosaminas elevadas. Por outro lado, muitos pacientes são tratados com sulfoniluréias mesmo sendo obesos, quando a melhor conduta, nestes casos, seria o encorajamento e o apoio à perda de peso, pelo seguimento de uma dieta cuidadosa, escolhida com a participação do paciente, e mais uma programação de atividade física.

Se não houver resultado, está indicada a tentativa com a metformina e/ou rozeglitazona (sensibilizadores de insulina) , antes do uso de insulina; e se necessário, uma dose de insulina Glarginia (Lantus, da Aventis), antes de deitar.

Nos Estados Unidos da América estima-se que cerca de 12% dos diabéticos usam insulinas, 18% hipoglicemiantes orais, 30% fazem hipoglicemiantes orais e alimentação programada e 40% têm diversos graus de intolerância à glicose sem qualquer tratamento. Infelizmente, estes, largados à própria sorte, pagam um tributo elevado com o aparecimento de complicações degenerativas que surgem pela manutenção de períodos de hiperglicemias, principalmente pós-prandiais, pois a insulina que eles ainda secretam não é suficiente para metabolizar

50 | *Eu e a Diabetes*

tudo o que comem. Estas complicações poderiam ser evitadas com periódicas reavaliações, dando-se profilaticamente metformina ou uma glitazona. E quando não se consegue bons resultados, o melhor é acrescentar uma dose de insulina ao deitar.

O medo de que a insulina possa prejudicar o paciente não tem nenhum fundamento. Diversos pacientes que se controlaram bem através do tempo, usando insulina, não apresentam nenhuma complicação. Eu mesmo tomo insulina, sem interrupção, há 70 anos, o que me permitiu ganhar as famosas medalhas de 50 anos Sem Complicações da Joslin Clinic em 1988 e a da Sociedade Brasileira de Diabetes, em 1997, que eu instituí no Brasil e que é entregue, a partir daí, em todos os Congressos Brasileiros de Diabetes. Aos que se interessarem e acham-se merecedores delas, peçam a seus médicos que os inscrevam nos próximos congressos brasileiro de diabetes.

O prejudicial para o organismo é a falta de insulina útil, operante, que impeça a toxicidade da glicose elevada, levando-a para dentro das células, onde ela fornecerá a energia que contêm.

Houve grandes avanços em relação às insulinas e aos métodos de suas aplicações:

1. Insulinas humanas e seus análogos, quase abolindo reações alérgicas, atrofias nos locais de aplicações etc.

2. Melhor conhecimento da função das insulinas. O sonho dourado de uma forma de insulina que permitisse uma só aplicação, ou, no máximo, duas, parece cada vez mais distante, e, para evitar o efeito tóxico da glicose elevada, há necessidade, na maioria dos diabéticos, de se recorrer a diversas aplicações de insulinas, sendo a combinação de uma de ação prolongada (Lantus) com uma de ação ultra-rápida (Humalog ou Novorapid) uma das melhores opções.

Capítulo 6 – Tratamento: Insulinas | **51**

3. Agora, no Brasil, depois de muita briga, só existe a concentração de U-100 (100 Unidades por centímetro cúbico).

Dispositivos para Aplicações de Insulina

a) **seringas:** as mais práticas; as de plástico descartáveis, leves, baratas, principalmente as "low dose" (as de 30U com agulhas muito finas e curtas, realmente indolores, na maioria das picadas). Para evitar dores desnecessárias, preparada a seringa ou a caneta, passe a ponta da seringa suavemente pela pele da área que você vai aplicar e empurre suavemente quando sentir que não dói; assim fazendo, você evita passar com a agulha por uma fibra sensitiva, que acarretaria dor. A seringa, individualmente, pode ser reutilizada por uma semana.

b) **canetas:** práticas, cômodas, com um pistão em parafuso que empurra o êmbolo do refil e o diabético vê e sente a insulina que está tomando e a cada unidade ouve-se um estalo, tanto para carregar a caneta como na aplicação da insulina, situação vantajosa para pessoas que estão enxergado menos ou quando houver pouca luz.

c) **bombas de infusão de insulina:** procura-se uma bomba de alça fechada que teria um sensor implantado no tecido subcutâneo, que reconheceria o teor de glicose e que sinalizaria a um supermicrocomputador, para liberar as doses adequadas de insulina de um depósito. Não se conseguiu material que servisse como sensor sem ser destruído por nosso sistema imunológico. Na falta das bombas de alça fechada, temos as bombas de alça aberta, que utilizam insulinas ultra-rápidas (Humalog ou Novorapid), que passam por um pequeno cateter implantado no subcutâneo (que deve ser trocado a cada quatro dias), um tubo de plástico e um reservatório na bomba, que libera uma dose baixa e constante de insulina (standby), dando-se bolus da insulina 1U para cada 50mg acima de 100mg/dl da glicemia + 1U para cada X g de hidratos de carbono do que se vai comer na dependência do peso do usuário, permitindo um controle melhor, sem grandes oscilações glicêmicas, traduzido pelos melhores níveis das hemoglobinas glicadas e das frutosaminas.

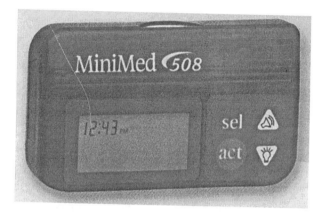

Figura 11

ATENÇÃO

Nenhum método de insulinização funciona sem automonitorizações freqüentes.

Capítulo 6 – Tratamento: Insulinas | 53

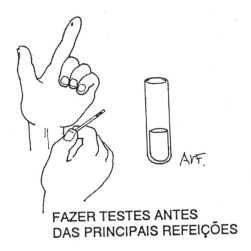

FAZER TESTES ANTES
DAS PRINCIPAIS REFEIÇÕES

Figura 12

A insulina deve ser usada em doses baixas, não ultrapassando 1U/Kg de peso/dia. É errado supertratar a sua diabetes. Assim, uma adolescente de 50Kg que toma 50U de NPH de manhã e 20U antes do jantar, achando que vai manter seu açúcar baixo e que vai poder comer mais, vai descontrolar ainda mais sua diabetes pelo efeito Somogyi: a dose elevada de insulina intermediária leva a hipoglicemias subclínicas e sem percepções, com liberação de hormônios que elevam a glicemia (adrenalina, glucagon, cortisol). A paciente, querendo o controle rígido que ouviu falar ser bom, faz o teste, vê a glicemia elevada, toma mais insulina. A glicemia volta a cair e o ciclo se repete. Quem tenta superproteger, desprotege.

A pesquisa realizada pelo DCCT (Diabetes Complication Control Trial) por um grupo de diversas faculdades americanas e canadenses, comparou o controle tradicional de duas picadas de insulinas de depósito e de regular com um grupo fazendo controle rigoroso com picadas múltiplas e mostrou que este último grupo teve melhores

54 | *Eu e a Diabetes*

resultados, evitando as complicações degenerativas e, melhor ainda, que certas complicações da retina e renais regrediram, acompanhando a melhora das hemoglobinas glicadas e das frutosaminas.

Eu sempre fui um ardoroso defensor do controle estrito, que sempre chamei de controle fisiológico; eu o aplico em mim e na maioria de meus pacientes que, estou certo, nunca apresentarão complicações da diabetes. A alguns que nos procuraram já com complicações, tivemos a alegria de vê-las regredirem.

Devem ser usadas, hoje em dia, a associação dos análogos da insulina de longa duração Glarginia (Lantus) que agiria como a *standby* da bomba, e as ultrarápidas para corrigir as glicemias e metabolizar o que você vai comer de hidratos de carbono.

As aplicações das insulinas devem ser feitas por seringas ou por canetas com agulhas muito finas e, como esperamos que vocês estejam usando insulinas mais puras, os rodízios devem ser na mesma área, pois a absorção da insulina varia de acordo com a área onde ela foi aplicada: é mais rápida no abdômen, depois nos braços (nas regiões dos deltóides), depois nas coxas, e, finalmente, nas nádegas (Figura13). Não se deve aplicar sempre no mesmo local, que fica encaroçado, dificultando a absorção da insulina.

A dose de insulina obedece à regra de tentativa de acerto e erro. Inicia-se uma dose em torno de 0.7U/Kg/dia , distribuída nas 24 horas. Se os resultados se mostrarem bons, ótimo! Caso contrário, temos que ir ajustando as doses norteados pelos resultados das automonitorizações e das monitorizações laboratoriais (hemoglobina glicada e frutosamina).

Capítulo 6 – Tratamento: Insulinas | 55

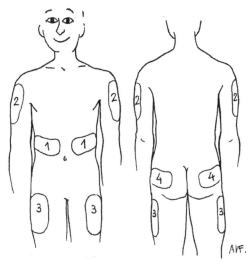

áreas de aplicação e sensibilidades de absorção

Figura 13

Se o paciente está se sentindo muito mal, urinando muito, bebendo muito, a determinação da glicemia deverá ser feito de hora em hora e as doses de insulina ultra-rápida suplementares aplicadas até a melhora dos sintomas e a normalização da glicemia, quando o esquema voltará a ser o anterior. Assim fazendo, nunca haverá uma descompensação que obrigue a uma internação, pois ela foi atalhada no início. Depois, deverão ser analisadas, com supervisão, as prováveis causas que levaram à descompensação.

Quando houver uma descompensação imprevisível, qualquer insulina pode ser usada na veia, pois na veia todas elas agem como ultra-rápidas.

Se a reação for grande para as picadas de dedo, o teste de glicemia capilar deverá ser reservado para as suspeitas de hipoglicemia, pois aí, em um a dois minutos, poderemos saber realmente o valor da glicemia. Fazer os testes de glicosúrias, que nortearão as doses de insulina, e certamente, são melhores do que não fazer nenhuma determinação.

Hoje existem picadores de dedo muito úteis, pois permitem a punção digital quase sem dor (Figura14). Os picadores de dedo devem ser para uso individual; cada um deve usar apenas o seu., isto pelo risco de contaminação com vírus, principalmente o da AIDS.

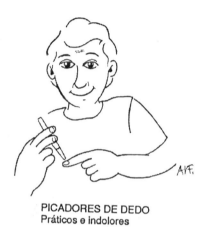

PICADORES DE DEDO
Práticos e indolores

Figura 14

Atualmente prescrevo a insulina Glargina 0.2U/Kg de peso/dia aplicada ao deitar ou fracionada antes do café e do jantar. Para complemento determinamos as glicemias capilares antes do café, do almoço, do jantar, da ceia e SOS aplicando 1U de uma das insulinas ultra-rápidas para cada 50mg de glicemia acima de 100 + 1U por porções (que dependerão do peso do diabético) de carboidratos do que se vai comer (ver ultimo capítulo: Contagem de Hidratos de Carbono).

CAPÍTULO 7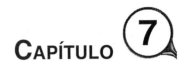

Como Reconhecer e não Temer as Hipoglicemias

Rogério F. Oliveira

Hipoglicemia = diminuição da glicose no sangue; do grego hypo = diminuição; glyky = açúcar; haima = sangue; hipoglicemia simplesmente significa baixo nível de glicose no sangue.

Apesar de diversas causas que possam levar à hipoglicemia, aqui abordaremos a mais comum complicação que o diabético pode apresentar: nível baixo de glicose no sangue, resultante do tratamento com doses exageradas de insulina para um dado momento; do uso inadequado de hipoglicemiante oral; do atraso ou insuficiente ingestão alimentar ou de exercício exagerado sem a adequada monitorização e cuidados.

Poucos diabéticos bem-controlados podem dizer que nunca tiveram uma reação hipoglicêmica importante.

Se a glicemia cai abaixo de 50mg%, com grandes variações de pessoa a pessoa, podem ocorrer sintomas de uma reação hipoglicêmica: sensação de fome aguda, certa dificuldade de raciocinar, sensação de fraqueza com um cansaço muito grande, sudorese exagerada, tremores finos ou grosseiros de extremidades, bocejamento, sonolência, visão dupla, confusão que caminha para a perda total da consciência.

A observação de uma pessoa com hipoglicemia já permite às pessoas em volta fazerem o diagnóstico, principalmente por saberem que aquela pessoa é diabética em uso de insulina ou de hipoglicemiante oral.. Daí o conselho de nunca esconder: quanto mais pessoas souberem disso, melhor, mais proteção. A pessoa caminha irregularmente, parece que está flutuando, pálida, suando muito, desligada do mundo, dando a impressão de drogada. A pele fica pálida e úmida pelo suor, o coração muito acelerado (taquicardia). É freqüente o diabético estar muito bem e, de repente, começar a sentir-se como se tivesse envelhecido muitos anos em pouco tempo, julgar-se portador de uma grave complicação ou doença, e, de repente, perder o domínio da razão, da consciência. Para os diabéticos e seus familiares é importante distinguir uma hipoglicemia, complicação freqüente, de uma hiperglicemia que pode caminhar para o coma diabético. Quem está com o diabético deve manter a cabeça fresca, livre de ansiedade, para que esteja pronto a ajudar.

Açúcar Elevado = Hiperglicemia

Causas que favorecem:

- Muita comida, sem nenhuma restrição.
- Pouco exercício.
- Insulina dada em dose fixa, sem automonitorização.
- Doenças e tensões, sem automonitorização.

Capítulo 7 – Como Reconhecer e não Temer as Hipoglicemias | **59**

Início:

Diabético cronicamente mal-controlado, sem se monitorizar, com piora gradativa dos sintomas: urinar muito, beber muita água, sente náuseas, e cansaço exagerado. A descompensação é gradual e lenta.

Como se Apresenta?

Muita sede, muita urina, muita fome com emagrecimento, cansaço, pele seca, evoluindo para náuseas, vômitos, sonolência, dificuldade de respirar com hálito de maçã passada (de acetona).

Como se Mostram os Exames?

- Glicemia capilar elevada.
- Glicose presente na urina.
- Acetona presente na urina.

O que Fazer?

Aplicar insulina de ação rápida (R) ou ultrarápida, no músculo ou mesmo subcutânea, na dose programada para 2% (4+) ou 1% (3+) ou pelos resultados da glicemia capilar (melhor) e a cada hora até conseguir falar com o médico ou com um membro da equipe de saúde, ou até diminuir a glicosúria para menos de 1% (3+) e a glicemia capilar para menos de 200mg/dl. Tentar a ingestão de líquidos: chá, mate, água mineral, leite, caldo de carne, desde que aceitos sem náuseas e vômitos. Se apresentar vômitos que impeçam a ingestão de líquidos, há necessidade de internação para a administração de soros venosos.

Açúcar Baixo = Hipoglicemia

Causas que favorecem:

- Atraso em se alimentar.

- Muito exercício sem automonitorização.

- Habitualmente diabético bem-controlado ou tentando se controlar.

Início:

O diabético está muito bem e, de repente, começa a passar mal, apresentando um quadro que parece muito grave.

Como se Apresenta?

Confusão mental repentina, pele úmida e pálida, palpitações com taquicardia, fome exagerada, cansaço repentino, tremores, vista turva e visão dupla (diplopia = ver dois objetos).

Como se Mostram os Exames?

- Glicose capilar baixa, geralmente abaixo de 50 mg/dl.

- Glicose ausente na urina recente.

- Acetona ausente em urina recente, mas podendo estar discretamente presente.

O que Fazer?

Oferecer ao diabético balas, açúcar ou líquidos com duas colheres de sopa de açúcar em meio copo do líquido. Nunca dizer que é açúcar, pois o diabético está "debilóide" e geralmente recusa e fica

Capítulo 7 – Como Reconhecer e não Temer as Hipoglicemias | **61**

bravo. Melhor dizer que é vitamina. Se o diabético está em coma ou se recusa agressivamente a colaborar, não se afobe: basta colocar um lenço entre as arcadas dentárias e introduzir colherzinhas de café com açúcar entre a bochecha e a gengiva, massageando-se por fora. Se necessário, aplicar uma injeção de 1 mg de Glucagon subcutâneo, igual à aplicação de insulina. A consciência retorna em cerca de cinco minutos, permitindo um lanche repositor.

Em primeiro lugar, vê-se que as hipoglicemias, que parecem um terror ao primeiro contato, estão longe de ter esta conotação. Infelizmente, elas são uma das principais causas pelas quais os parentes, responsáveis e os próprios diabéticos preferem, na grande maioria, manter suas glicemias mais elevadas, evitando as hipoglicemias. No entanto, a glicemia sendo mantida elevada, leva, com o correr do tempo, a complicações degenerativas importantes. O melhor será perder o medo das hipoglicemias, monitorizando-se adequadamente a cada suspeita de estar hipoglicêmico.

É aconselhável aos diabéticos andarem com um cartão de identificação com o nome, tipo sanguíneo, telefone do médico, deixando claro ser diabético em uso de insulina ou hipoglicemiante oral, dizendo:

> Eu tenho diabetes e tomo_____
> diariamente. Se você me vir com dor de cabeça, pálido, sonhador ou sonolento e suando muito, eu posso estar com açúcar baixo no sangue. Por favor, dê-me: açúcar, doces; observe-me para ver se eu melhoro. Se necessário, chame _____. Atenção: não se assustem. Essas reações são comuns em minha diabetes. A diabetes não é contagiosa. Obrigado!

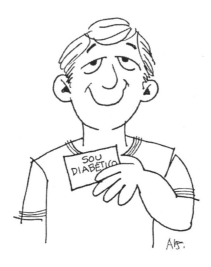

Figura 15

Um cartão assim é fácil de ser transportado em nossa pochete onde estão as seringas ou canetas, as fitas ou o glicosímetro, furador de dedos, etc. Num Congresso de Educação em Diabetes, em Foz de Iguaçu, um professor americano que lá estava, quando soube que eu era diabético há 58 anos, palpou meu abdômen para ver se eu tinha o fígado aumentado, colocou minhas mãos em prece (viu que eu não tinha limitação da mobilidade articular), perguntou por meu pâncreas e deu-me congratulações assim que viu minha pochete.

Antes das fitas para as determinações das glicemias capilares era mais difícil, pois com a glicosúria negativa, a glicemia podia estar entre 160 e 10 mg% (Figura 16), e tínhamos de nos basear apenas em nossos sintomas, esperando que os outros percebessem, em nós, os sinais de hipoglicemia. Eu habitualmente tentava fazer um cálculo mental, mas muitas vezes a consciência já estava tão ruim que eu cismava em não tomar açúcar, achando que devia estar com coisa grave, uma doença letal. Muitas hipoglicemias tive, mas escapei de

Capítulo 7 – Como Reconhecer e não Temer as Hipoglicemias

todas e, o que é mais importante, escapei das complicações degenerativas que, se eu tivesse permitido, com medo das hipoglicemias, certamente teria agora, ou mesmo antes.

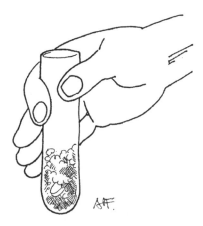

Figura 16

Vou contar dois casos de hipoglicemias. O primeiro, de uma paciente idosa, cliente minha já há algum tempo, que vinha tomando pequenas doses de insulina. Numa madrugada natalina, lá pelas três horas, um de seus genros me telefona dizendo que D. Antonieta (vamos chamá-la assim) estava muito mal, se ele poderia vir me pegar em casa. Disse que tudo bem, estaria pronto em dez minutos. Foi o tempo necessário para tomar um banho, vestir uma camisa e uma calça, meias e sapatos, pegar minha maleta, e eis que tocam a campainha. Chegando à casa da paciente, encontrei toda a família reunida no quarto da D. Antonieta, com duas velas na mesinha de cabeceira, esperando chegar o médico para dar o atestado de óbito, enterro já providenciado. Examinei-a, percebi que respirava superficialmente, pele pálida e úmida, coração disparado. Nem precisei fazer nenhum exame, visto que o quadro de hipoglicemia estava deflagrado, principalmente porque começou subitamente: ela estava bem, e, para comemorar a ceia de Natal, tomou uma dose maior de insulina. Por maior comodidade no momento,

64 | *Eu e a Diabetes*

apliquei-lhe 1mg de Glucagon que preparei dissolvendo o pó com o diluente que o acompanha na própria seringa de vidro de D. Antonieta. Foi um milagre, e a "defunta", em cinco minutos, se senta na cama e me pergunta:

– Ué, Dr. Rogério, o que o senhor está fazendo aqui?

– Vim visitar suas bonitas netas e tomar um copo de vinho com a família.

Pedi para que os familiares preparassem um copo de suco de laranja, ou de leite, com duas colheres de sopa de açúcar e fiquei conversando com D. Antonieta esperando o pedido. Como em cinco minutos ninguém apareceu, fui à cozinha ver o que estava acontecendo. Como não tinham laranja e nem leite, mandaram comprar, todos corriam feito baratas tontas em face do inusitado acontecimento. Tranqüilizei-os, preparei água com açúcar e D. Antonieta ficou totalmente recuperada e permaneceu minha cliente.

O segundo episódio com 40 anos de idade, eu estava terminando meu consultório e comecei a sentir uma bruta fome, já me avisando da hipoglicemia. Telefonei para casa e perguntei qual seria o jantar. Talharim ao vôngole, um de meus pratos favoritos. Mesmo percebendo que estava com hipoglicemia, achei que para não desperdiçar a possibilidade de comer mais, não deveria tomar o açúcar que estava em meu bolso, raciocínio só aceitável pela hipoglicemia. Transferi as contas do dia para o dia seguinte, e subi a rua Maria Angélica de carro. Aí me deu aquele sono, encostei o carro no meio-fio e dormi sobre o volante. Por sorte, na frente do edifício onde estacionei o carro, havia um casal de namorados. O rapaz, residente da Clínica Médica do Hospital da Lagoa, disse para sua namorada:

– Vamos lá que aquele cara estacionou o carro de maneira abrupta e está caído no volante. Deve estar passando mal.

Capítulo 7 – Como Reconhecer e não Temer as Hipoglicemias

Chegando próximo, ele me reconheceu e falou com a namorada para colocar minha cabeça em seu colo, cuidando para que eu não me machucasse enquanto ele ia buscar açúcar. Da maneira que eu lhe ensinei, foi colocando, com uma pequena colher de café, açúcar entre as bochechas e as gengivas, massageando, e lentamente fui voltando a mim. Aí ele me perguntou:

– E aí, Dr. Rogério, o senhor está melhor?

– Melhor estou, mas acho que estou entrando no céu e estou no colo de algum "anjo celestial", respondi olhando o belíssimo rosto de olhos claros da namorada do meu felizardo residente.

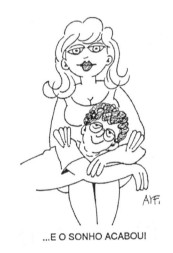

...E O SONHO ACABOU!

Figura 19

Vejam como é fácil conviver com as hipoglicemias, e que, quanto mais pessoas souberem que somos diabéticos, mais fácil e mais segura se torna a vida para nós. Vamos fazer o propósito de viver bem, sem receios, visto que, monitorizados, não estaremos com hiperglicemias a não ser por curtos períodos de tempo. Com as fitas para a determinação das glicemias, e com os cuidados apontados, torna-se fácil reconhecer precocemente uma hipoglicemia, atalhando-a antes que possamos perder a consciência.

Nos pacientes que apresentam hipoglicemias sem percepção, o uso apenas de insulinas de ação rápida (R) e ultra-rápida, por provocarem a queda da glicemia rapidamente, libera grande quantidade de hormônios contra-reguladores (cortisol, adrenalina, hormônio de crescimento) e pode ajudar na percepção precoce da hipoglicemia, antes do embotamento da consciência. Daí, as bombas de insulina, que, por usarem apenas as insulinas ultra-rápidas, fazem com que esses pacientes passem a reconhecer suas hipoglicemias.

Também a de ação prolongada (Glargina) facilita a percepção precoce de hipoglicemias, mais fácil do que quando se usava as humanas N ou L. Vamos ver se o mesmo ocorrerá com a insulina Levemir.

CAPÍTULO **8**

Monitorização

Depois que a sua diabetes foi diagnosticada e o tratamento teve início, convém considerar alguns assuntos:

- Manter-se livre de internações.

- Manter-se em boa saúde e sentindo-se bem.

- Permitir-se fazer coisas que pessoas de sua idade usualmente fazem.

- Permitir-se viver uma vida longa, operante e feliz.

- Permitir-se crescer e desenvolver-se normalmente.

Para conseguir isso, você, sua família, seus amigos e companheiros devem aprender a cuidar de sua diabetes; quanto mais pessoas se interessarem ajudá-lo, melhor!

Talvez você tenha ouvido dizer que pessoas com diabetes desenvolvem muitas complicações com o correr dos anos. É verdade, algumas pessoas podem desenvolver complicações, mas nem todas. Um diabético motivado e cooperante pode levar uma vida praticamente normal, impedindo o aparecimento das complicações agudas e, pelo

68 | *Eu e a Diabetes*

menos, postergando o aparecimento das complicações crônicas que só deverão aparecer na idade em que aparecem nos não-diabéticos.

O portador de diabetes tem a sorte de ter um tratamento eficiente, composto de nutrição, exercícios físicos, insulinas e/ou antidiabéticos orais.

Tanto assim que existem ganhadores da Victory Medal. Eu mesmo ganhei a de 50 anos. Para tanto, sempre fiz diversas determinações de glicosúrias e passei mais de 22 anos de minha vida pesquisando glicosúria, em todas as micções que fazia, com reativo de Benedict, que precisa de fervura para haver uma reação com as quatro gotas de urina, desenvolvendo cores diferentes de acordo com a quantidade de glicose na urina.

Hoje em dia, todos que têm diabetes dispõem de tiras reagentes para automonitorização: controle domiciliar, que são testes simples e rápidos para a avaliação dos níveis de glicemia, glicosúria e cetonúria.

A glicose só é detectada na urina quando os níveis da glicemia atingem 160 mg/dl, ou mais. Os testes de glicosúria não mostram uma possível hipoglicemia.

A cetonúria serve para indicar que, quando o paciente não está tendo insulina suficiente, o organismo lança mão da metabolização de gorduras para tentar obter a energia não conseguida com a utilização da glicose; formam-se então os corpos cetônicos (o que dá o hálito cetônico ou de maçã passada), que sinalizam que a diabetes está bastante descontrolado. A presença de cetonas na urina ou no sangue é um sinal de alarme. Você deve informar seu médico e o que está acontecendo de errado.

A determinação da glicemia capilar (o melhor) pode ser feita por leitura visual ou de forma instrumental, com o auxílio de glicosímetros.

Capítulo 8 – Monitorização | **69**

Os glicosímetros são facilmente conseguidos, mas as fitas neles usadas são dispendiosas, e para diabéticos, como eu e muitos de meus pacientes, que fazemos de 8 a mais determinações por dia, devemos usar ambas as maneiras. Também, para certos pacientes iniciais que reagem contra a picada do dedo, principalmente crianças, começo com pesquisas de glicosúrias e eu mesmo aplico a primeira dose de insulina, mostrando como é fácil e indolor.

As glicosúrias estão para as glicemias assim como uma máquina de escrever está para um computador. No entanto, é melhor escrever à máquina do que à mão, melhor do que não fazer monitorização alguma.

É necessário saber adaptar as doses de insulina aos resultados. Um atleta diabético que deseja ter boa atuação deve determinar sua glicemia antes, se possível durante, e após a apresentação. É freqüente, quando estamos nos apresentando, que não estamos nos saindo bem por hipoglicemia e, com medo, acabamos por ingerir maior quantidade de açúcar; e diante de uma não melhora, finalmente resolvemos determinar nossa glicemia, e então ficamos abismados ao ver que a má atuação se deveu à hiperglicemia de 300mg/dl ou mais.

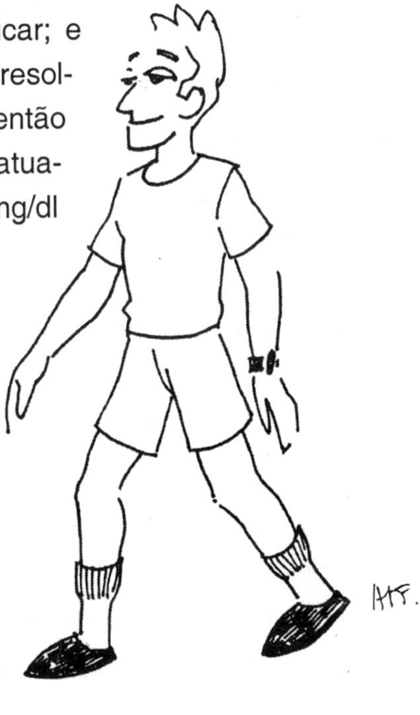

Figura 18

70 | *Eu e a Diabetes*

O paciente diabético bem orientado quanto à automonitorização certamente não entrará nunca em coma, quer hipoglicemico, quer hiperglicemico, e aprenderá diariamente como melhor lidar com sua diabetes: o que acontece com sua glicemia após um entrevero amoroso, após uma prova, após uma apresentação em congresso, etc.

Procuro simplificar a vida de meus pacientes como simplifiquei a minha. Numa afecção crônica como a diabetes, há necessidade de se negociar, entrar nos hábitos dos pacientes, entender seus desejos, suas vontades e possibilitar a aderência , mesmo que no princípio as coisas não corram tão bem como gostaríamos. As reuniões de grupos e o contato com diabéticos bem controlados ajudam muito, pois a conversa é de igual para igual.

A hemoglobina glicada e a frutosamina permitem a monitorização laboratorial para ver como anda o nosso controle metabólico. Se a hemoglobina glicada estiver abaixo de 7% (ou abaixo de 10% acima da referência máxima do laboratório) mostra que a média das glicemias dos últimos 2 meses está dentro das variações aceitáveis, sem risco de complicações; a frutosamina traduz a média das três últimas semanas, logo um controle metabólico em período mais curto, prático para se avaliar o controle de gestantes e de idosos diabéticos. A frutosamina deve manter seus valores abaixo de 3.1mMo/L. Exames devem ser realizados a cada 3 meses, ou menos, e se estiverem bem traduzem um bom controle e a ausência de riscos de complicações da diabetes. As flutuações das glicemias ocorrem também nos não-diabéticos, e desde que, nos diabéticos, o controle fisiológico permita sua percepção e correção rápida, nada acontecerá.

Com tudo isso, é difícil não se controlar. No entanto, também observamos desperdício de vida entre não-diabéticos, que jogam fora suas vidas sem fazer nada, drogando-se, bebendo excessivamente, com pouquíssima auto-estima. Todos devemos nos dedicar, com amor, à disciplina de vida. A saúde é uma conquista diária.

CAPÍTULO **9**

Como Transformar Conhecimentos em Ações Práticas

Suponhamos que sejamos um maravilhoso computador, capaz de refinados cálculos e de armazenar experiências. O computador só funciona com uma pessoa capaz de lhe conferir a criatividade e a afetividade.

Nosso consciente é a parte armazenadora, mas é nosso inconsciente, nosso lado animal, que nos permite viver com a riqueza de nossos sentimentos.

Muitas pessoas temem seu inconsciente, o lado bravio que foge de seus controles, daí ficam bipartidas, perdem a unidade do seu ser. Como ficam divididas, fazem do inconsciente um inimigo, criticando-o e culpando-o por tudo de errado que acontece.

Conhecemos um grande número de diabéticos que sabem tudo sobre sua doença, mas não se ajudam. Não se aceitaram como diabéticos, pois a consideram como castigo de Deus (do inconsciente), logo, como vão aceitar e ajudar seu lado ruim?

72 | *Eu e a Diabetes*

Somos o conjunto total de nossas aptidões, as boas e as ruins, e tudo que nos acontece passa a fazer parte de nós. A "cura" da diabetes ocorre pelo trabalho diário, aprendendo com a equipe de saúde qual o melhor esquema terapêutico que consiga manter a hemoglobina glicada e/ou a frutosamina em valores sem risco de complicações. Para se conseguir tais resultados é necessária uma excelente disciplina, que não se consegue de um dia para o outro.

Nós, diabéticos, temos necessidade de uma disciplina constante, sem possibilidade de tirar férias, visto que, se nós formos para as férias, nossa diabetes irá conosco.

Todo início é difícil; nada sabemos sobre diabetes, só contamos com as informações das comadres fofoqueiras e da imprensa, geralmente terrorista. É por isso que, ainda adolescente, tinha sobre minha mesa de estudo a seguinte frase: "Não me dê conselhos, sei aprender o bom caminho".

No entanto, como a diabetes vai ser nosso companheiro permanente e de seu bom tratamento dependerá nosso bem viver, livre de complicações agudas e crônicas, há necessidade de aprendermos o máximo sobre ela.

Não aceite itens de tratamento sem se convencer de suas reais necessidades: a conversa facilita a compreensão. E, de repente, o que parecia uma tarefa impossível passa a ser incorporada à disciplina básica de nossa vida diária.

Assim, uma hipoglicemia que leva à perda da consciência é fruto de um somatório de fatores que, depois de acontecidos, devem ser analisados: aplicação de insulina sem determinar antes a glicemia, atraso ou esquecimento de uma refeição, muita atividade física sem monitorização da glicemia e sem uma pequena refeição etc. Não se deve, por causa desta hipoglicemia, descuidar do tratamento e deixar

Capítulo 9 – Como Transformar Conhecimentos... | 73

a glicemia sempre elevada. Há necessidade premente de manter o controle e, nos primeiros sinais anunciadores de uma possível hipoglicemia, se automonitorizar e atalhar precocemente a baixa de açúcar.

A incorporação de conhecimentos deve ser constante e repetitiva. Não se pode aprender nada de repente; há necessidade de se repetir, repetir e repetir até que a mensagem seja incorporada a nosso inconsciente. Sempre que estivermos em contato com alguém que nos está ensinando alguma coisa e percerbermos que a mensagem está sendo dada com impulsos negativos, que estão ferindo nossa sensibilidade, devemos parar de imediato e pedir ajuda a outro orientador.

Para transformarmos conhecimentos em práticas, é necessário a aceitação do problema que temos de resolver para assim tomarmos uma resolução forte, ultrapassá-lo, vendo seu lado intrínseco, dissecando-o e tirando-lhe qualquer caráter de desconhecido. Incorporando a diabetes à nossa parte afetiva, à nossa personalidade, torna-se bem mais fácil lidar com ela, assim como lidamos com diversas temáticas de nosso dia-a-dia. Tudo o que incorporamos para tratar nossa diabetes pode, por meio da associação à qual agora pertencemos, fazer-nos ajudar aos que ainda não conseguiram o equilíbrio e a aceitação que nós agora conseguimos. Todo o diabético que nós ajudarmos, aconselhando-o, nos ajudam também, pois cresceremos juntos.

A educação de diabéticos deve ter como propósito principal prepará-los para tomarem decisões conscientes acerca de seu prórpio controle. Na programação do tratamento, a voz dos diabéticos deve ser ouvida e levada em consideração, pois são eles que têm de viver com a diabetes.

74 | *Eu e a Diabetes*

Para finalizar, a importância da motivação é primordial. Essa motivação deve vir de dentro dos diabéticos e dos educadores. O convívio com diabéticos motivados pode atuar na incorporação de conhecimentos sadios em nossa rotina diária. Só consideraremos sadia a orientação que nos conquistar e, para isso, é preciso muita conversa e argumentação.

CAPÍTULO 10

O que Fazer nos Dias de Doença?

No dia-a-dia, já conseguimos entender a necessidade de nos monitorizarmos e de controlarmos nossa glicemia, fazendo de nossos dias um agradável passatempo de caça à glicose: glicose alta, um tiro de insulina; glicose baixa, um tiro de açúcar!

O que devemos fazer nos dias de doença? Estamos com gripe: dor de cabeça, dor no corpo, mal-estar, nariz tapado, ardência na garganta, febre, vontade apenas de ficar deitado, dormindo ou dormitando. Nem ler e nem ver TV dá vontade. Inapetência. Aí, ao lado de nosso velho medo de hipoglicemias, soma-se o julgamento de que, "já que não estou comendo nada, não devo tomar insulina e nem os comprimidos hipoglicemiantes", conforme o caso. Isso é um erro, e muitos pacientes acompanhados por mim em coma diabético apresentaram esse quadro examente por seguirem este raciocínio.

Se nosso organismo contraiu uma doença, ele está travando uma luta interior para vencer a doença, que se instalou aguda ou subagudamente. Ele está lançando na circulação diversos hormônios

76 | *Eu e a Diabetes*

que tentam vencer a luta, os chamados hormônios do estresse, da luta: cortisol, adrenalina e noradrenalina, glucagon e hormônio do crescimento; todos eles hiperglicemiantes. A isso junta-se o fato de ficarmos psicologicamente arrasados com uma doença que nos impede de levar a nossa vida, com vontade de apenas ficar na cama. Tudo isto e a nossa glicose vai para as alturas. Daí ser importante pesquisarmos nossa glicemia e/ou glicosúria e até, freqüentemente, a cetonúria.

Trate todas as doenças como possíveis desencadeadoras de descompensação metabólica. Daí, algumas regras para os dias de doenças:

1. Tome sempre sua dose de insulina. Nunca a omita.

2. Determine sua glicemia ou glicosúria num mínimo de quatro vezes ao dia (antes das principais refeições e da ceia).

3. Faça um teste para cetonúria se a glicemia mostrar-se permanentemente elevada. Aí, aplique a insulina R ou ultra-rápida a cada hora ou a cada 2 horas. Seu médico deve ter-lhe orientado as doses conforme os resultados das glicemias. Se não o fez, entre em contato com ele. Caso esteja muito doente, peça ajuda a um familiar ou a um amigo.

4. Mantenha-se em repouso, aquecido. Não tente fazer exercício.

5. Tenha alguém em casa para tomar conta de você.

6. Tente tomar líquidos de hora em hora, mas não force se você estiver nauseoso ou vomitando (neste caso, entrar em contato com o médico). Caldos de carne, de legumes, água de coco e sopas passadas no liquidificador podem repor os sais minerais perdidos na urina.

Capítulo 10 – O que Fazer nos Dias de Doença?

7. A acidose diabética pode também desenvolver-se em diabéticos tratados apenas com dieta ou com dietas e hipoglicemiantes orais. Durante doenças intercorrentes, devem também observar essas regras e, muitas vezes, o tratamento com insulina deve ser iniciado com supervisão da equipe de saúde.

8. Na dúvida, sempre chame seu médico, ou alguém de sua equipe, para aconselhamento.

Se sua doença for grave e estiver lhe prostando muito, chame seu médico para um exame completo e esclarecimento de qual doença você está padecendo. Lembre-se: tanto pequenas como graves doenças podem igualmente descompensar sua diabetes. Somente seu médico poderá esclarecer seu caso.

Com essa orientação do que fazer nos dias de doenças, doenças estas que podem ocorrer tanto nos diabéticos como nos não-diabéticos, você cumpre com o compromisso de nunca deixar a diabetes atrapalhar sua vida!

CAPÍTULO 11

A Gestante Diabética e seu Filho

Hoje, nos locais onde existem profissionais que saibam cuidar da gestante diabética (diabetólogo, obstetra e pediatra), com tratamento intensivo para melhorar o controle metabólico e uma monitorização fetal melhor para permitir selecionar o momento do parto (vaginal ou cesáreo), não só foi assegurada a sobrevivência materna, como também foi reduzida a mortalidade e a morbidade fetal, que passaram a ser idênticas às das não-diabéticas. Antes de 1922 (ano da descoberta da insulina), os insucessos eram da ordem de 95%, morrendo muitas gestantes em coma diabético; em 1969, com a média das glicemias maternas de 200mg/dl, a mortalidade fetal caiu para 30%. Em 1979, caindo a média da glicemia materna para 120mg/dl, a mortalidade fetal caiu para 5% e, em 1980, com a média de 90mg/dl, a mortalidade fetal foi para 1%.

O controle da glicemia deve ser estabelecido antes e deve ser mantido durante toda a gestação; se isto for conseguido, as malformações fetais podem ser evitadas, pois é a hiperglicemia no início da formação do feto que favorece, por um desequilíbrio da osmolaridade,

80 | *Eu e a Diabetes*

o aparecimento de diversas malformações. As diabéticas devem, então, engravidar só quando seu diabetes estiver controlado (hemoglobina glicada abaixo de 7% nos últimos 6 meses).

As equipes de saúde devem pesquisar a diabetes gestacional em todo início da gestação, principalmente naquelas gestantes com parentes diabéticos e que apresentam excesso de peso. A placenta começa a produzir níveis crescentes de hormônios necessários à formação do feto, como hormônio lactogênico placentário, progesterona e estrogênios, todos antagônicos à ação da insulina.

Fica explicado o aparecimento de casos de diabetes gestacional: a secreção de insulina não acompanha as maiores necessidades durante a gestação. Nas gestantes que já eram diabéticas, há necessidade maior de insulina. É essencial a automonitorização e insulinização norteada pelos resultados das glicemias. Se as doses de insulina diminuem repentinamente, deve-se pensar em sofrimento fetal pois a placenta, em sofrimento, diminui a secreção desses hormônios e a gestante torna-se novamente mais sensível à insulina. Isto acontece também no pós-parto, devendo-se ter, então, cuidados para evitar hipoglicemias desnecessárias.

Quando o feto está se formando, o pâncreas fetal responde à transferência de níveis elevados de glicemia materna com maior produção de insulina, levando à macrossomia, inibindo também o processo de maturação pulmonar e a diversos outros (cardiopatias e anormalidades esqueléticas). Daí, a importância do bom controle desde o início. O controle da glicemia antes e durante a gestação é mandatório, mesmos as mais rebeldes motivam-se (a famosa motivação que sempre procuramos conseguir em nossos pacientes) para evitar possíveis danos aos seus filhos em formação.

Capítulo 11 – A Gestante Diabética e seu Filho | 81

Fatores de risco para o feto em formação:

1. Infecção urinária clínica, com cultura positiva e com febre excedendo 39º C.

2. Pré-coma ou acidose diabética severa com elevação dos corpos cetônicos, respiração difícil com hálito cetônico, etc.

3. Hipertensão arterial provocada pela gestação.

4. Negligência das mulheres que não se cuidam e deixam para procurar a equipe de saúde só uns 60 dias antes do parto.

Quanto ao diabetes gestacional, estima-se que cerca de 7% das gestantes apresenta este tipo. As mulheres de maior risco são:

- Diabetes gestacional prévio;

- História familiar de diabetes;

- Obesidade;

- Ganho excessivo de peso durante a gestação;

- História prévia de fetos com mais de 4 Kg;

- História obstétrica prévia de fetos que nascem mortos, que morrem logo após nascerem, de fetos prematuros e de poliidrâmnios (retenção excessiva de líquidos durante a gestação);

- Hipertensão durante a gestação.

O tratamento precoce é o melhor. Por isso, todos os serviços de obstretícia deveriam executar a seguinte rotina para avaliar possíveis casos de diabetes gestacional:

1. Pesquisa da glicemia de jejum em todas as gestantes; se for acima de 105mg/dl = diabetes mellitus gestacional.

Eu e a Diabetes

2. Entre a 24ª e a 28ª semana a glicemia 1 hora após a ingestão de 50g de glicose em todas as gestantes previamente não identificadas como tendo intolerância glicêmica; para as pacientes de alto risco, esta mesma determinação após 50g de glicose pode ser feita nas 12ª, 18ª, 26ª e 32ª semanas de gestação.

3. Se qualquer destes testes derem glicemia plasmática acima de 130mg/dl, a curva glicêmica de 3 horas é indicada. A diabetes gestacional é confirmada quando 2 ou mais dos seguintes valores é igualado ou ultrapassado:

jejum	105 mg/dl	5.8 mmol/l
1 hora	190 mg/dl	10.5 mmol/l
2 horas	165 mg/dl	9.2 mmo/l
3 horas	145 mg/dl	8.0 mmol/l

Qualquer que seja o tipo de diabetes da gestante que nos procura, a orientação deve ser a mesma, visando manter a glicemia dentro da normalidade. Assim, a alimentação:

Calorias – 35-45 cal/Kg de peso ideal, ou 300 cal/dia acima das necessidades da não-gestante.

Glicídios – Mínimo de 200 g/dia (45% das calorias) ou 50 g acima das necessidades da não-gestante.

Proteínas – 1-2 g/Kg de peso (18-20% das calorias) ou 30 g/dia acima das necessidades da não-gestante.

Gorduras	40-60 g/dia (35% das calorias)
ferro	18 mg/dia
ácido fólico	800 mg/dia
cálcio	1.200 mg/dia.

Capítulo 11 – *A Gestante Diabética e seu Filho* | **83**

O ganho de peso normal durante uma gestação deve situar-se em torno de 9 Kg. Se o ganho começar a ser excessivo, ou for deficiente, a correção dietética deve ser feita com todo o cuidado para não gerar deficiências.

Tratamento com Insulina

Quando a hiperglicemia não puder ser controlada apenas com a dieta, é necessário o uso da insulina. Hoje, a maioria dos centros médicos inicia a insulina quando a glicemia de jejum excede 105 mg/dl em mais de uma determinação. Como em outras circunstâncias (cirurgias, descompensações agudas, infecções), também na gestação não é recomendado o uso de hipoglicemiante oral.

As glicemias durante a diabetes gestacional geralmente flutuam menos do que naquelas com o diagnósstico da diabetes tipo 1 ou 2.

As insulinas usadas durante a gestação devem ser as mais puras (humanas ou análogos ultra-rápidos, lispro – Humalog da Lilly, ou aspartic - Novorapid da Novo). Atualmente o análogo de ação prolongada glarginia já pode ser usado durante a gestação sem riscos.

As pacientes devem procurar supervisão médica a cada 15 dias ou menos, na dependência de sua ansiedade e insegurança. As hemoglobinas glicadas devem ser determinadas a cada mês. A frutosamina, que recebe menos interferência durante a gestação, deve ser realizada sempre. Os valores dessas 2 determinações devem permanecer dentro da faixa da normalidade, ou bem próximos do máximo dessa normalidade.

Ao lado desses cuidados, as gestantes devem determinar a cetonúria, principalmente quando acordam. A cetonúria positiva pode

84 | *Eu e a Diabetes*

indicar cetose de jejum ou hipoglicemia noturna e deve indicar, de imediato, a determinação da glicemia durante a noite (às 3 horas, por exemplo) e correção adequada, alterando-se as doses de insulina.

Muito bons resultados se conseguem com bombas de infusão de insulina,: o controle fica mais estável e mais fácil de ser manuseado.

Parto

A meta deve ser o parto natural entre a 38ª e a 40ª semana da gestação, atingida, na maioria das vezes, por meio do controle meticuloso da mãe e monitorização fetal. O desenvolvimento de técnicas para avaliar a função fetoplacentária e os exames seriados de ultra-som permitem à equipe avaliar se a gestação está evoluindo satisfatoriamente. O controle fetal deve ser iniciado em torno da 30ª semana. Quando os exames mostrarem sofrimento fetal, partir para o parto cesáreo com uma equipe experiente no cuidado neonatal intensivo.

Assim, as mulheres diabéticas podem ter filhos quando o desejarem, mas devem se programar para isso. A mulher diabética deve engravidar muito bem conscientizada. Na hora do ato sexual para ter filhos, o casal deve estar o mais sadio possível.

CAPÍTULO 12

Cirugias em Diabéticos

Salvo raras exceções, ninguém gosta e nem quer ser operado. Até uma simples intervenção dentária, causa temor, pânico mesmo. E nos diabéticos este medo torna-se maior, fruto do consenso geral de que estes são de alto risco para qualquer cirurgia. A maior incidência de infecções e dificuldades de cicatrização aconteciam em diabéticos mal-controlados e, principalmente numa fase anterior à terapêutica atualmente oferecida aos diabéticos.

Além das cirurgias que ocorrem na população em geral, os diabéticos, principalmente os mal-controlados, são mais suscetíveis de desenvolverem desordens que requerem cirurgia: doença vascular oclusiva, infecções teciduais severas, problemas oculares e lesões das extremidades inferiores. Estima-se que 50% dos diabéticos vão requerer cirurgia pelo menos uma vez.

Os riscos que podem ocorrer no "período operatório" (período que vai desde o início da anestesia até a recuperação da consciência, quando os diabéticos voltam a se alimentar pela boca) são:

Eu e a Diabetes

1. **Estresse:** o diabético submetido às tensões da cirurgia, da anestesia e do ato cirúrgico deve ser acompanhado por profissionais que saibam avaliar as freqüentes oscilações da glicemia, hidro-eletrolítico e ácido-básico, além de possíveis hipoglicemias durante o período anestésico, que poderão passar despercebidas.

2. **Doenças vasculares:** mais freqüentes nos diabéticos cronicamente mal-controlados, que devem receber monitorização especial cardiológica e dos níveis da pressão arterial, para detectar possíveis infartos do miocárdio, piora da hipertensão arterial ou maior elevação das gorduras no sangue.

3. **Infecções:** a hiperglicemia mantida por muito tempo diminui a capacidade anti-bacteriana dos leucócitos, comprometendo sua migração para o local da infecção, permitindo, ocasionalmente, severas sépsis (infecções graves que se alastram e se propagam pelos sangue). Infecções ocultas foram encontradas em 17% de uma série de 667 diabéticos operados.

4. **Dificuldade de cicatrização:** tem sido observada em diabéticos mal-controlados, como resultado da queima de proteínas a fim de fornecer a energia que a glicose, que não entrou nas células, não forneceu, junto ao comprometimento do estado nutricional e da diminuição da circulação. Nos bem-controlados, a cicatrização se faz igual à dos não-diabéticos.

5. **Desordens neuropáticas:** o comprometimento do sistema nervoso autônomo altera os reflexos que controlam as funções cardíacas e pulmonares durante a anestesia e a cirurgia. Este tipo de comprometimento só ocorre em pacientes que ficaram muito tempo sem se controlarem, os quais requerem atenção especial do anestesista, e o pós-operatório deve ser em UTI.

Capítulo 12 – *Cirurgias em Diabéticos* | **87**

Todos estamos sujeitos a 2 tipos de cirurgia, as *eletivas,* quando podemos nos preparar cuidadosamente, e as de *emergência,* mais raras, em que se tem de operar rapidamente, com um mínimo de tempo para o preparo adequado.

Cirurgias Eletivas

São as mais freqüentes, podendo-se programá-las com antecedência. A avaliação inicial deve ser cuidadosa; assim, nos Estados Unidos, numa larga série de pacientes que foram internados para serem operados, em 20% deles se diagnosticou diabetes que era desconhecida. Havendo tempo, os diabéticos devem se controlar melhor, fazendo com que os níveis da frutosamina, determinadas a cada 3 semanas, diminuam substancialmente (quando inicialmente elevados), bem como toda a avaliação pré-operatória deve ser corrigida. O parecer cardiológico é obrigatório. Os diabéticos com complicações (e algumas delas podem ter indicado a cirurgia) devem ser cuidadosamente avaliados, muitas vezes com a colaboração de especialistas correspondentes, a fim de facilitar o sucesso da cirurgia proposta. Os hipertensos devem ser orientados para que seus níveis tensionais se aproximem da normalidade.

As cirurgias devem ser o mais cedo possível, principalmente quando for grande. Nos diabéticos tipo 2 os hipoglicemiantes orais devem ser suspensos a partir da véspera. Durante a cirurgia, os diabéticos devem receber soro glicosado na veia, glicose esta que vai fornecer energia, monitorizando-se a glicemia a cada hora, espaçando-se o intervalo conforme a evolução, administrando-se insulina rápida ou ultra-rápida. O uso da bomba de infusão da insulina, como a da Medtronic, pode ser de grande ajuda, principalmente em cirurgias grandes e prolongadas.

Cirurgias de Emergência

Nas cirurgias de urgência o paciente deve ser monitorizado de imediato e reposto com líquidos e eletrólitos, e estrita avaliação laboratorial, devendo ser liberado para a cirurgia dentro de 4 a 6 horas. No diagnóstico diferencial da urgência, levar em consideração o falso abdômen agudo que ocorre na cetoacidose diabética: a correção das alterações metabólicas o fará desaparecer. O que não ocorrerá se houver um verdadeiro abdômen agudo (ex: apendicite aguda, torção de alça intestinal, perfuração de úlcera péptica etc.).

Na monitorização da glicemia em qualquer tipo de cirurgia o uso do CGMS com o sensor acoplado a um notebook permite uma visualização constante da glicemia com correção muito mais facil.

Mortalidade e Morbidade

Com uma boa equipe de saúde supervisionando diretamente o paciente, corrigindo os distúrbios que possam ocorrer, os riscos entre os diabéticos assemelham-se aos dos não-diabéticos. As doenças cardiovasculares associadas à hipertensão arterial e à arteriosclerose são as principais causas de complicações, seguidas das infecções. A morbidade e o aumento do tempo de internação foram estimados em 17.2% entre os diabéticos, devido às complicações cardiovasculares, infecções e dificuldade de cicatrização.

Os novos anestésicos, as novas técnicas cirúrgicas, a melhor assistência cardio-respiraratória, as facilidades de monitorizarmos adequadamente as oscilações das glicemias corrigindo-as com insulinas ultra-rápidas e/ou bomba de infusão de insulina e os novos antibióticos fizeram as cirurgias em diabéticos mais eficientes, dimi-

Capítulo 12 – Cirugias em Diabéticos

nuindo a cada dia que passa a mortalidade e a morbidade, incluindo aqueles que vão para a cirurgia com idades avançadas e com diversas complicações.

CAPÍTULO 13

Complicações Diabéticas

Complicações indesejáveis podem ocorrer nos diabéticos mal-controlados.

Muitas das mensagens divulgadas na mídia são informações incompletas e aterrorizantes, destinadas a captar atenção. Enquanto algumas destas mensagens são importantes para alertar a importância do bom controle, outras não passam de assustadoras. O medo pode paralisá-lo e afugentá-lo, impedindo-o de conseguir o melhor de você mesmo!

O que queremos realmente é mantê-lo informado. Conversando sobre as complicações elas se tornarão menos apavorantes, principalmente se apontarmos os caminhos que podem impedir o seu aparecimento. O mesmo acontece com acidentes de trânsito: em grandes cidades, são sempre possibilidades, mas nós aprendemos, sem pânico, a evitá-los e não ficamos apavorados a ponto de não sair de casa. Ame a vida sem medo!

O açúcar constantemente elevado favorece que partes de nosso corpo envelheçam precocemente. Por "envelhecimento" queremos dizer que algum dano está sendo provocado às partes do nosso corpo.

92 | *Eu e a Diabetes*

Não sabemos quanto tempo a glicemia tem de permanecer elevada para que os danos aconteçam: podem ser semanas, mas geralmente só aparecem depois de meses ou anos sem o diabético se monitorizar e tentar baixar sua glicemia.

As partes mais sensíveis são os vasos arteriais e os nervos, logo, qualquer órgão de nosso corpo pode ser comprometido. Nos olhos, a retinopatia diabética é a 2ª causa de cegueira; a nefropatia diabética, causa freqüente de hipertensão arterial e de insuficiência renal entre os diabéticos mal-controlados, e o comprometimento dos nervos periféricos leva à neuropatia, causa de dores, paralisias e complicações como dificuldade de urinar, alterações no ato de evacuar, da digestão, do relacionamento sexual, etc.

Imaginemos, então, o seguinte diálogo:

– Que bom, você não citou nem meu cérebro e nem meu coração.

– É, mas o comprometimento dos grandes vasos também acontece, pois a glicemia elevada aumenta o colesterol e os triglicerídeos, favorecendo a arteriosclerose, comprometendo a circulação do cérebro (levando a acidentes vasculares cerebrais), do coração (infarto do miocárdio) e dos membros (gangrenas).

– Eu acho que você, como a maioria dos profissionais da saúde, está exagerando. Veja só, eu estou há alguns meses sem me controlar, sem mesmo me monitorizar, tomando duas doses de insulina de depósito fixas, e não estou sentindo nada diferente em meu corpo: não sinto dores, me sinto ótimo. Logo, você não deve estar falando a verdade.

– É muito bom que você se sinta bem, mas isto não significa que danos possam ter em seu corpo, pois as lesões iniciais que ocorrem na diabetes mal-controlada quase sempre são silenciosas, antes que se façam notar.

Capítulo 13 – Complicações Diabéticas | 93

– Agora estou ficando realmente preocupado. Tenho diabetes há 7 anos e tenho estado mal controlado a maior parte desse tempo. Logo, não adianta mais me preocupar e tentar me controlar melhor, pois o mal já está feito.

– Você deve ter fé e confiança neste maravilhoso aparelho que Deus nos deu, e na capacidade prodigiosa que nosso corpo tem de curar-se, se lhe dermos oportunidades para isso. Se são mínimas, pois não evidentes, estas lesões podem ser interrompidas e mesmo revertidas. Nunca é tarde para se começar a ter uma vida melhor!

– Bem, desde que as lesões possam ser revertidas e uma vez que tenho sido ajudado pelo meu bom terreno genético, acho que esperarei ainda um pouco, antes de começar a tentar controlar melhor minha diabetes.

– Em certo ponto da evolução de uma lesão, pode haver tantas cicatrizes que a reversão fica mais difícil. Não se exponha mais. Você tem de fazer as coisas novas começarem a acontecer já. Lembre-se que a disciplina é a quantidade de amor que cada um se dedica por dia. Mude logo, pois as lesões decorrentes do tempo de mal controle e do terreno genético, passarão a ser menos reversíveis.

Todas as mudanças para melhor em nossas vidas devem ser feitas bruscamente; quando a pessoa consegue isto, a melhora da vida é tão grande que nos perguntamos: Por que não o fizemos antes. Que teimosia boba, imbecil mesmo. O mesmo se dá quando paramos de fumar – que alivio tirar a tóxica nicotina do nosso organismo. Que maravilha parar a tóxica hiperglicemia; em ambos os casos os resultados em qualidade de vida são semelhantes.

Há fortes evidências de que os danos existentes podem desaparecer, desde que propiciemos condições novas para isto. Por exemplo, quando rins de diabéticos, com nefropatia diabética avançada são

94 | *Eu e a Diabetes*

transplantados para organismos não-diabéticos (ratos e homem), os sinais clínicos destas lesões (presença de albumina na urina, hipertensão arterial, retenção de uréia e de creatinina) desaparecem depois de algum tempo, mostrando que, ao oferecer um meio com os níveis de glicose normais, as lesões desaparecem. O difícil é transformar a cabeça ruim que gerencia um diabético mal-controlado e que se tornou complicado, ruim por não ter motivação nem garra. No entanto, tanto a garra como a motivação podem surgir dentro de nós, desde que trabalhemos para isto.

Sabemos que a hiperglicemia é o mais importante fator que leva às complicações, logo, vamos colocar a glicose trabalhando para nosso corpo, fornecendo energia dentro das células, e não contra ele. É difícil controlar a diabetes; podemos tirar férias de tudo: do trabalho, de nossa casa, de nossos filhos, de nossos casos amorosos, de nossos amigos, mas nunca de nossa diabetes, que vai dentro de nós. Daí, devemos gostar da diabetes como uma amante inseparável. Analise-se todos os dias, descubra o que aconteceu quando você não se controlou bem, sem culpa, e comece cada dia como um novo dia. A culpa não leva à nada, provoca vasoconstriçao, ao passo que a satisfação do dever cumprido leva à vasodilatação, leva à saúde!

Vamos agora passar rapidamente em revista as famosas complicações que você, controlando-se bem, certamente escapará de experimentá-las. O desconhecimento demonstra medo, e o conhecimento mostra respeito.

1. Comprometimento da grande circulação:

   a) Infarto do miocárdio precoce,

   b) Acidente vascular cerebral,

Capítulo 13 – Complicações Diabéticas | 95

c) Gangrenas diabéticas, que podem ser infecciosas, mistas (infecciosas e vasculares), puramente vasculares (ou isquêmicas), e neuropáticas (ou as chamadas mal perfurantes plantares).

2. Comprometimento da pequena circulação:

   a) Retinopatia diabética (segunda causa de cegueira do mundo);

   b) Nefropatia diabética;

   c) Neuropatia diabética:

   - sensitiva com câimbras, dormências e dores;

   - motora com diversos tipos de paralisia;

   - do sistema nervoso vegetativo;

   - impotência;

   - frigidez;

   - bexiga neurogenica;

   - diarréia;

   - hipotensão ortostática com tonteira e queda com a mudança brusca de posição.

3. Diminuição das defesas imunológicas, que facilitam diversos tipos de infecções.

4. Complicações agudas:

   a) Coma diabético;

   b) Coma hiperosmolar com a glicemia muito elevada;

   c) Coma com o ácido lático muito elevado.

96 | *Eu e a Diabetes*

Lembre-se: é a automonitorizaçao que o orienta na correta supervisão do dia-a-dia de sua diabetes, bem como a monitorizacao laboratorial, através da hemoglobina glicada e da frutosamina, que traduzem o bom controle da sua diabetes. Mas se você teve o infortúnio de apresentar algumas destas complicações, o mal, que já está feito, tem de ser reparado.

O grupo americano e canadense DCCT (Diabetes Control Complications Trial) mostrou que o controle rigoroso diminui em muito o aparecimento das complicações, podendo regredir algumas delas. Isto vem sendo praticado por nós há muito tempo; eu o aplico em mim há 51 anos, pois aos 17 anos adotei o controle fisiológico tomando insulina Rápida sempre que minha glicosúria estava elevada, tomando insulina quando a glicosúria apontava 2,3 ou 4+ e sempre que ia urinar. Só agora o mundo concordou com as observações que venho defendendo em todos Congressos, brasileiros e internacionais, sendo muitas vezes visto como um chato por meus colegas mais permissíveis; visto que, não sendo eles diabéticos, não se preocupam tanto como nós, diabéticos. Temos pacientes já com retinopatia grau I e II, já com indicação de laser, que molhoram com um controle rígido de 6-8 automonitorizações por dia, baixando seus valores de glicadas para sem risco. Pacientes com microalbuminúria também tiveram nítida diminuição e mesmo normalização com o melhor controle.

Vamos batalhar. O importante é estarmos vivos e usufruindo o dom maior que Deus nos concedeu, de vivermos e podermos nos intercambiar. O importante na vida é nos ligarmos a diversas coisas, e, ligados, realizaremos e encontraremos nosso caminho.

CAPÍTULO 14

Lipídios em Diabéticos

Rogério F. Oliveira

A diabetes altera, não somente o metabolismo glicídico, mas também o das proteínas e das gorduras. A alteração dos lipídios acelera o processo da arterosclerose.

Existem 3 gorduras de interesse alteradas nos diabéticos mal-controlados:

1. **Triglicérides:** armazenam energia para o copo de maneira eficiente, duas vezes mais energia do que os glicídios e do que as proteínas, sem necessitar água como solvente. Um sistema complexo é necessário para transportar os triglicérides, insolúveis no plasma, através do sangue e do líquido extracelular. Os triglicérides são absorvidos da alimentação, ou sintetizados no fígado (quando a necessidade de energia assim o determina), transportados para o músculo ou para outros tecidos para, então, serem catabolizados, ou armazenados no tecido gorduroso. Os ésteres do colesterol, também insolúveis na água, são transportados junto com os triglicérides.

98 | *Eu e a Diabetes*

2. **Colesterol:** é necessário para a formaçao de diversas membranas celulares e também o precursor para os ácidos biliares e para os hormônios esteróides (os hormônios sexuais e os das supra-renais); não só é absorvido pelo intestino a partir do que comemos, como também é sintetizado principalmente pelo fígado. É excretado pela bile e eliminado pelas fezes.

3. **Fosfolipídios:** são solúveis tanto no plasma como nas gorduras, e são as principais moléculas formadoras de membranas, e também transportam ambos os ésteres de colesterol e os triglicérides através do ambiente aquoso de nosso corpo.

O transporte das gorduras através do plasma se faz por meio de unidades chamadas de lipoproteínas, que são constituidas de triglicérides, ésteres de colesterol e de colesterol em seu núcleo, cercado por camadas de fosfolipídios, colesterol e de proteínas chamadas de apoproteínas. Desde que as lipoproteínas contenham quantidades variáveis de lipídios em relação às proteínas, suas densidades na água variam, propriedade que é usada quimicamente para separá-las e identificá-las. A lipoproteína mais pesada é a HDL (high-density lipoprotein), seguida da lipoproteína de baixa densidade (LDL), depois vem a lipoproteína de densidade intermediária (IDL) e, por último, as lipoproteínas de muito baixas densidades (VLDL). Foram descritas substâncias implicadas no comprometimento cardiovascular ateromatoso:

- lipoproteína a: Lp(a) descrita como fator de risco para a doença coronariana;

- fibrinogênio: quando aumentado, favorece à trombose;

- homocisteína: pequena molécula que pode irritar o endotélio dos vasos predispondo ao bloqueio por trombose das artérias (aterosclerose). A homocisteina é normalmente convertida em outros aminoácidos para serem usados pelo corpo.

Distúrbios do Metabolismo Lipídico em Diabéticos

Podem ocorrer tanto nos diabéticos como nos não-diabeticos. Como a diabetes é uma das afecções mais freqüente em nosso meio (7.8% da população no Censo de 1988, agora certamente bem maior), passa a ser a causa mais freqüente que provoca distúrbios dos lipídios (hiperlipoproteinemia secundaria). As causas primárias de erros hereditários do metabolismo das gorduras são mais raras do que as causas secundárias, como a diabetes.

A mais importante manifestação das hiperlipoproteinemias primárias ou secundárias é a aterosclerose. O HDL exerce um papel protetor.

Os achados mais freqüentes nos diabéticos, principalmente nos mal-controlados, são o aumento dos triglicérides, do colesterol, da L(p)a, do fibrinogênio, da homocisteina e a baixa do HDL colesterol. O aumento dos triglicérides é mais freqüente nos diabéticos tipo 2

A hiperglicemia pode danificar as paredes dos artérias pela glicação não-enzimática das proteínas dos endotélios e do subendotélio. As plaquetas, importantes em nosso sistema de coagulação, estão aumentadas pelo aumento do fibrinogênio, tendo sua adesividade aumentada na presença da hiperglicemia. A formação das células espumosas (foam cells), foco inicial da formação da placa ateromatosa, é aumentada pela presença de restos ricos em colesterol circulantes, de L(p)a, de homocisteína, de radicais livres. Estes fatores se agravam com a hipertensão arterial, o excesso de peso, vida sedentária, etc.

Trabalho da revista americana Diabetes mostrou que diabéticos tipo 1, já com microalbuminuria (sinal do mau controle prévio) mostraram alterações das lipoproteínas. As concentrações séricas da Lp(a)

100 | *Eu e a Diabetes*

mostraram-se duas vezes mais elevadas do que naqueles sem esta perda urinária. Isto explica o aumento da morbidade e da mortalidade por doença cardiovascular nos diabéticos com nefropatia.

Conduta

A dosagem do lipidiograma com HDL, lipoproteína a, homocisteina bem como a hemoglobina glicada e a frutosamina devem ser avaliadas a cada 3 meses naqueles que apresentem fatores de risco: hipertensão arterial, obesidade, vida sedentária, ocorrência familiar de aterosclerose, fumo, uso abusivo de bebidas alcoólicas, uso de anticoncepcionais, etc.

Se estes valores mostrarem-se normais, parabenize o diabético e enfatize a necessidade de ele continuar seguindo a mesma conduta.

Se o colesterol total, o LDL e o VLDL estiverem elevados e o HDL estiver baixo é necessário corrigir o excesso de peso, através de uma proramação alimentar rica em fibras, verduras (a berinjela e a alcachofra são excelentes) e legumes, frutas, visando ao peso ideal, estimulando a prática de atividade física.

Se não houver melhora (e aí a necessidade de se o diabético está realmente seguindo seu programa ou apenas "empurrando com a barriga"), há necessidade do uso de certas drogas: as estatinas, e a ezetimiba e outras. A metformina e a roseglitazona, e outras sensibilizadores à insulina reduzindo a resistência à insulina, também podem ajudar. Na dieta, a restrição de gorduras para menos do que 20% do valor calórico total deve ser tentada. Se os níveis de homocisteína forem elevados, devem-se acrescentar doses de ácido fólico, de vitaminas do complexo B. A associação do AAS com estas substâncias é excelente para evitar e tratar essas alterações. Procure seu médico.

Se você, leitor, apresentar estas alterações, mude seu estilo de vida. Leve uma vida mais sadia, mais agradável, pois isto vai levá-lo a sentir-se melhor e a ter, finalmente, a satisfação do dever cumprido com o seu corpo e com seus familiares, aqueles que lhe querem bem!

Capítulo 15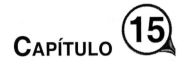

O Fumo

Rogério F. Oliveira

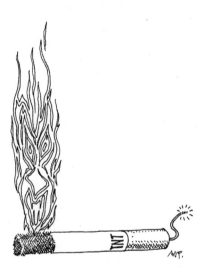

Figura 21

O tabagismo é uma das principais causas de morte passíveis de prevenção em nossa sociedade. Aproximadamente 654.000 mortes por ano ocorrem só nos Estados Unidos.

104 | *Eu e a Diabetes*

As medidas preventivas contra o tabagismo são comprovadamente eficazes no combate ao câncer do pulmão. No entanto, a diminuição do consumo do fumo é dificultada por razões políticas e econômicas.

O tabaco, ao queimar, apresenta 2 componentes nocivos: a nicotina e o alcatrão.

A nicotina provoca alterações de artérias e arteriolas, levando à arteriosclerose precoce e suas conseqüências e, nos diabéticos, favorece à retinopatia, nefropatia e neuropatia, por compactuar com a hiperglicemia no comprometimento das arteriolas. É causa de dependência química. A Organização Mundial de Saúde considera a nicotina uma droga semelhante ao álcool, cocaína, heroína e morfina quanto à capacidade de provocar dependência.

A queima do alcatrão produz 4000 substâncias químicas carcinogênicas, que provocam não só o câncer do pulmão, mas também de cérebro, do pescoço, do esôfago, de todo o trato gastrointestinal, do rim e, principalmente, da bexiga. O câncer de pulmão é a primeira causa de morte por câncer no sexo masculino em mais de 35 países.

Nos Estados Unidos em 1985, pela primeira vez a incidência do câncer de mama foi suplantada pelo do pulmão, tornando-se a primeira causa de morte por câncer entre as mulheres.

As medidas preventivas já são muito eficazes em países como a Finlândia e Grã-Bretanha, onde houve acentuado declínio do tabagismo. Nos Estados Unidos, a população mais esclarecida e de nível superior fuma cada vez menos.

Os cigarros de baixo teor de nicotina e de alcatrão não têm comprovação de serem menos carcinogênicos, apesar da indústria usar este argumento para tentar incentivar as vendas.

Os fumantes devem pensar nos não-fumantes, que fumam também se estiverem próximos ao fumante. A fumaça inalada pelo fumante passivo teria concentração mais alta de carcinógenos, pois ela não é filtrada.

Fumo, Aparelho Reprodutor Feminino e Gestação

A nicotina, e outros derivados existentes no fumo, como o alfa-hidroxibenzopireno, têm ação negativa importante na formação do óvulo e na secreção e transporte dos estrogênios produzidos pelo ovário.

Existe uma correlação entre o uso de anticoncepcionais e o aumento do tromboembolismo, infarto do miocárdio e acidentes vasculares cerebrais. Em mulheres com mais de 35 anos e usuárias de pílulas, o risco destes acidentes é 5 vezes maior. A causa seria o aumento de fatores que favorecem às plaquetas se aglomerarem em torno de lesões mínimas dos vasos, fatores muito aumentados pelo fumo.

As fumantes teriam sua fertilidade e seus níveis de estrogênios diminuídos; levando, entre outras coisas, à diminuição do colágeno, favorece o aparecimento de rugas precoces; e à osteoporose. Com isto, o risco de fraturas aumenta com a quantidade de cigarros fumados por dia.

Quanto à gestação, observou-se que o retardo do crescimento intra-uterino do concepto das fumantes é da ordem de 20%. A nicotina provoca a liberação da adrenalina e da noradrenalina, que levam ao vasoespasmo, menor fluxo plasmático, provocando acidose (acúmulo de ácidos nocivos ao feto que está se formando) e hipóxia fetal

106 | *Eu e a Diabetes*

(diminuição do aporte de oxigênio). Entre todos o efeitos deletérios, o feto teria menor desenvolvimento do sistema nervoso central, com possível dificuldade futura na escolaridade.

Atenção: a parada do fumo, em qualquer idade, reverte parcial ou totalmente o riscos destas doenças, tornando-se igual ao dos não-fumantes entre 5 a 10 anos depois da parada do fumo.

As pessoas fumam por diversas razões. As experiências iniciais são geralmente desagradáveis e o adolescente fuma para ser aceito pelo grupo, para não ser careta. De situações agradáveis, passa a ser companheiro de suas tarefas mais corriqueiras, passa a ser um companheiro sempre alcançável. Entre todas as substâncias existentes na fumaça, a nicotina foi identificada como a responsável pela dependência física, caracterizada pelo aparecimento de sintomas como a irritabilidade, palpitações e tonteiras quando sua concentração plasmática diminui. Este conhecimento já por si é a base de tratamentos para se deixar de fumar.

Papel do Médico e das Equipes de Saúde no Tratamento do Tabagismo

O paradoxo é que muitos médicos fumam apesar de o tabagismo ser a segunda maior causa de morte evitável, só ultrapassada pela violência (ambas provocadas pelo homem).

O aconselhamento médico para interromper o fumo é o meio mais efetivo. No entanto, mais de 50% dos fumantes não recebem instruções de seus médicos quando querem parar de fumar. Os médicos devem encorajar seus pacientes a pararem de fumar e a fazerem uso de substâncias a base de nicotina para facilitar o abandono do fumo.

Sugestões Práticas
que Ajudam a Abandonar o Fumo

1. Escolha o dia D para deixar de fumar: formatura de filho, aniversário, casamento, etc;

2. Identifique situações em que você mais fumava, e evite-as;

3. Livre-se de todos objetos relacionados ao fumo, e queime-os. Tire o cheiro de fumo de seu carro, mantenha os dentes sempre bem escovados;

4. Convide outros não-fumantes e ex-fumantes a participarem de programas contigo;

5. Calcule os benefícios financeiros em deixar de fumar;

6. Pratique atividades relaxantes e físicas para manter-se ocupado;

7. Adote alimentação e vida saudável, relacionando a melhora geral a ter parado de fumar;

8. Ajude outros que querem parar de fumar a seguir o caminho que você fez;

9. Se houver recaída e você voltar a fumar, não se desespere: isto estava previsto como risco. O importante é fazer nova tentativa. Não se programe para toda a vida (toda a vida!). Melhor assim: hoje eu não vou fumar, repetindo isto toda manhã. Arranje outro companheiro sempre acessível, como um livro, por exemplo.

Vimos os malefícios do fumo para todos, que são triplicados para os diabéticos, população de maior risco devido à maior irregularidade de suas glicemias, que levam à elevação de diversos fatores arterioscleróticos. Se você deseja continuar prejudicando seu organismo e a todas as pessoas que lhe querem bem e que você ama, então que Deus tenha piedade de você, pois se errar é humano, permanecer no erro é burrice!

CAPÍTULO 16

Discriminação e Diabetes

Rogério F. Oliveira

Todo aquele que, por discriminação, chegue à contingência de aceitar empregos inferiores à sua qualificação profissional; todo aquele que, por discriminação, não possa contratar sequer um seguro de saúde que o proteja de possíveis dificuldades vindouras; todo aquele que, enfim, por discriminação, se veja impossibilitado de decidir sobre seu futuro, experimentará o amargo da frustração por não ter logrado construir a felicidade que a dignidade humana lhe dá direito.

É o que, por discriminação, ainda ocorre com a maioria dos portadores de certas doenças crônicas, entre elas a diabetes.

Mas, em 1982, a American Diabetes Association declarou: Qualquer diabético, dependente ou não-dependente de insulina, é capaz de assumir qualquer emprego para o qual esteja qualificado.

Esta declaração conscientizou o que sempre digo a meus alunos e a meus pacientes: existem diabéticos bem-controlados, capazes de realizar tudo a que se propõem; e os mal-controlados, doentes que assim se transformaram, que têm de sofrer diversas limitações.

110 | *Eu e a Diabetes*

Tal proclamação, além de implicitamente responsabilizar o diabético pela escolha do emprego, teve o mérito de advertir médicos e empregadores para a correta avaliação do diabético no mercado de trabalho.

Em 1993, pesquisa realizada no acervo de leis brasileiras concluiu que a diabetes não estava capitulada como doença incapacitante de qualquer atividade profissional.

Estudo comparativo (de 1984 a 1986) entre um grupo de diabéticos bem controlados e outro de não-diabeticos, na Universidade de la Plata e em instituições oficiais de Buenos Aires, provou que o absenteísmo era similar entre os dois grupos, patenteando assim, o comportamento normal do diabético bem controlado e sem complicações.

Com o resultado desses índices, exortamos os diabéticos a cerrar fileiras em torno de suas Associações, em número crescente por todo país, requerendo, se for o caso, que profissional de saúde credenciado emita parecer dirigido à empresa empregadora ou seguradora, dando conta de que o requerente, diabético bem-controlado, não apresenta qualquer risco excepcional, pois, à vista dos dados técnicos oferecidos, a expectativa de faltas ao trabalho ou recurso a internações, deixa-o nivelado a qualquer pessoa não-diabética. É óbvio que o bom senso do diabético e a responsabilidade profissional do diabetólogo elegerão as profissões de risco, eliminando-as.

Resta dizer que para os diabéticos mal-controlados e já comprometidos por complicações decorrentes, as perspectivas em relação à consecução de um bom emprego ou de um seguro de saúde tranqüilizador são, infelizmente, pouco lisonjeiras, salvo para os que, embora tardiamente, consigam mudanças tão radicais que os habilitem à façanha de Marco Antonio Queiroz, autor de Um Sopro no Corpo, que apesar da

Capítulo 16 – Discriminação e Diabetes | 111

cegueira por retinopatia diabética é programador do SERPRO e mantém, devido ao bom controle obtido, alto índice de assiduidade.

Assim, como diabético ou como médico, persisto na cruzada a que, desde cedo, me lancei, concitando todos os diabéticos do meu país ao congraçamento, à união e à determinação de observar, com rigor, as normas comportamentais que podem fazer de qualquer diabético um cidadão prestante, útil e feliz!

Capítulo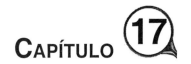

Novas Conquistas e as Esperanças Futuras para os Diabéticos

Rogério F. Oliveira

Vamos analisar o que o presente oferece a nós, diabéticos. Estamos numa era de ouro, e isso se deve:

MELHOR CONHECIMENTO DO VALOR DOS ALIMENTOS

Isso permite uma alimentação programada com mais liberalidade de glicídios. Hoje comemos quase igual aos não-diabéticos. Há que ter cuidado de se calcular as calorias e os hidratos de carbono para se evitar o excesso de peso. Existem diversos manuais com contagem da composição dos alimentos e com medidas caseiras, que nos ajudam bastante. Os alimentos dietéticos e light também têm calorias e hidratos de carbono. Felizmente quase todos esses alimentos têm na embalagem estes valores, facilitando nosso cálculo.

É preciso lembrar que tudo o que comemos se transforma (dentro de nosso organismo e com a finalidade de, mais simplificados, poderem

114 | *Eu e a Diabetes*

entrar nas células) em apenas 5 tipos de alimentos: glicídios ou hidratos de carbono, que se transformam em glicose; lipídios ou gorduras, que se transformam em ácidos graxos; proteínas, que se transformam em aminoácidos; vitaminas e sais minerais. Toda a complexidade do que nos oferecem é fruto da cabeça humana, e daí que muitas ofertas de alimentos manufaturados são, muitas vezes, de baixa qualidade. É preciso lembrar que dieta é a programação higiênica alimentar. Melhor saúde tem aquele que se alimenta com a finalidade de evitar novas doenças e de corrigir as que, por acaso, já existam. Devemos deixar de ser comilões e nos transformar em gastrônomos, saboreando o que comemos, devagar, com requintes de um apreciador.

Exercícios

A atividade física **diária** estimula constantemente nossa liberação hormonal, bem como estimular nossa circulação e nosso metabolismo e facilita a união da insulina com seus receptores celulares, liberando a entrada de glicose e de outros nutrientes para o metabolismo intracelular, quando é liberada a energia que contém. Logo, como os diabéticos tipo 2 (que não precisam de insulina) apresentam resistência à união da insulina com seus receptores, facilita muito o controle; muitos destes pacientes, apenas com uma programação alimentar e com atividade física diária, ficam com seus níveis glicêmicos normalizados. Nos diabéticos tipo 1 (que precisam de insulina), a atividade física favorece a ação da insulina, sendo um importante item para o bom controle.

Para que se consigam bons resultados, é necessário que o diabético se controle bem e tenha disciplina (a quantidade de amor que cada um se dedica por dia), sem o que dificilmente conseguirá bons resultados. O risco de hipoglicemias diminui muito quando se faz a monitorização antes da prática do exercício, tomando-se pequena dose

Capítulo 17 – Novas Conquistas e as Esperanças...

de insulina rápida ou ultra-rápida, se a glicemia estivar elevada, ou uma pequena refeição ou suco de frutas, se estiver normal ou baixa. Depois dos esportes deve-se fazer outra monitorização, com os mesmos cuidados. Deve-se, então, monitorizar antes e depois da atividade física que se pretende praticar, para nortear o que devemos fazer.

Existem receptores que se colocam em nossos computadores e que analisarão as glicemias durante todo o dia, ou, melhor ainda, para diabéticos atletas temos o aparelho CGMS, que se coloca no abdômen e que analisa as variações das glicemias por 1, 2, 3 ou mais dias, permitindo ver como flutuam as glicemias nos dias de competições para que assim, conviver melhor com suas variações.

Hipoglicemiantes Orais e Insulina

Quando, em 1922 Banting e Best, os dois famosos pesquisadores canadenses descobriram a insulina, mudou-se totalmente o panorama dos diabéticos, principalmente dos de tipo 1, que passaram a não morrer precocemente. A purificação das insulinas foi evoluindo, e hoje temos no mercado as insulinas humanas, assim chamadas por terem a mesma seqüência de aminoácidos da insulina humana, sendo feitas por engenharia genética, que interfere nas bactérias e as colocam para sintetizarem não toxinas, mas sim hormônios e, no caso, a insulina. Em nosso meio só se entende o uso de insulinas bovinas, suínas ou mistas quando há dificuldades financeiras. E mesmo assim a maioria dos hospitais públicos oferecem para os carentes insulinas humanas N e R.

As insulinas devem ser usadas em aplicações múltiplas. Devemos, como médicos terapeutas, tentar imitar a natureza: o organismo não diabético lança insulina na circulação, em pequenas quantidades, sempre que seus sensores mostram que a glicemia está se elevando. Por isso há os diabéticos que vivem por longos perídos livres de

116 | *Eu e a Diabetes*

complicações vasculares que acometem os mal-controlados, fizeram controle com picadas múltiplas de insulina de ação rápida e norteados por monitorização, antes por pesquisas de glicosúrias, e depois de 1978, por múltiplas punções digitais que fornecem pequena quantidade de sangue que em contato com fitas reagentes permitem determinar a glicemia em, muitas vezes, menos de 1 minuto.

Com os análogos da insulina ultra-rápidos (lispro e aspartic) e de ação prolongada (glarginia) e a Levamir, a ser lançada o controle ficou mais fácil e mais precoce a percepção de possíveis hipoglicemias.

Os novos hipoglicemiantes orais podem ser encontrados no capitulo 6. No entanto, a maioria dos diabéticos tipo 2 viveria melhor se fizesse uma dieta equilibrada, saborosa mas dentro de suas necessidades, assim como aumentar a atividade física, em vez de ficar querendo uma medicação mágica que resolva seus problemas sem precisar de disciplina alguma. Também eu gostaria de ganhar a Mega Sena. Lembre-se: as melhores soluções para a saúde são conseguidas por maneiras lógicas e racionais.

Automonitorizações

A auto-regulação é uma orientação já oferecida há muito tempo, e a Clinica Joslin, em Boston, Estados Unidos, sempre aconselhou aos diabéticos do mundo inteiro a se orientarem em suas doses de insulina com pesquisas múltiplas das glicosúrias. Sem este cuidado, qualquer fator emocional (prova de matemática, encontro com a namorada, um esporte mais tenso e prolongado) eleva a glicemia que, se não for detectada pelo diabético, fica muito tempo elevada, podendo levar a complicações, quer agudas, quer crônicas.

Felizmente, surgiram no Brasil, por volta de 1978, as fitas para determinar a glicemia capilar. Foi uma maravilha. Eu, que vivi 43 anos

Capítulo 17 – Novas Conquistas e as Esperanças... | **117**

só pesquisando as glicosúrias diversas vezes ao dia, notei a diferença, principalmente para detectar uma possível hipoglicemia. Com o teste da urina, a glicosúria negativa pode significar uma glicemia de 0 a 180mg/dL, e daí é impossível afirmar se existe uma hipoglicemia, a não ser pelas manifestações clinicas. Já com a fita, se houver uma leve suspeita, rapidamente podemos averiguar a glicemia, e mesmo aqueles com hipoglicemias sem percepção conseguem, logo no início, impondo-se uma maior disciplina, uma determinação precoce. O número de aparelhos disponíveis é cada vez maior e a punção digital é menos dolorosa e a quantidade de sangue requerida pelo aparelho é cada vez menor, sem falar na redução do tempo para a leitura dos resultados. Alguns aparelhos fornecem o resultado da glicemia em menos de 5 segundos.

Educação

A educação é parte importante do tratamento. Como podemos pedir a nossos pacientes para se automonitorizarem 6 ou mais vezes ao dia, se não explicarmos o porquê disso e se não tentarmos convencê-los da excelência daquilo que estamos propondo? A melhor maneira de se fazer isso é conversas em grupo, debatendo o problema e incorporando-o.

Devemos homenagear as diversas Associações espalhadas pelo Brasil, todas com a mesma finalidade de convencer e estimular o melhor controle, evitando complicações desnecessárias. A FENAD (Federação Nacional das Associações de Diabéticos) vem lenta e eficientemente liderando e unindo todas as Associações de Diabéticos brasileiras, colocando-as em contato com Associações Internacionais.

Assim, o presente para nós, diabéticos, está longe de ser ruim, é até muito bom. Os queixosos deveriam repensar suas queixas, pois, se não fossem diabéticos, estariam reclamando de outras coisas: da mãe, do pai, do colégio, da incompreensão dos colegas e, provavelmente, estariam procurando bebidas ou tóxicos para apagar a imagem deste mundo que não os compreende. O mundo é simples, ele não impõe estas pressões, elas vêm da cabeça das pessoas, que precisam ser trabalhadas. E os grupos de diabéticos podem ajudar muito, desde que o diabético perceba quando está com problemas e aceite o auxilio que essas associações podem lhes oferecer.

Perspectivas

Avaliamos o presente, vamos ver o que o futuro nos oferece como perspectivas:

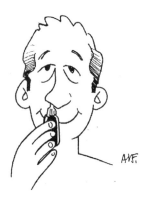

Figura 20

1. **Insulina nasal (Figura 20), oral, retal ou transcutânea:** a insulina misturada com substâncias não-irritativas e facilitadoras da absorção por diversas mucosas, para os diabéticos que reagem contra as injeções de insulina (reações mais psicológicas, pois a insulina quando bem aplicada não dói).

Capítulo 17 – Novas Conquistas e as Esperanças... | **119**

2. **Infusão de insulina subcutânea por bomba**: são pequenos computadores programados para liberarem a insulina em pequena dose basal (stand by), que também pode ser programada, com acréscimos na dependência das automonitorizações e com o que comemos. Elas são colocadas fora de nosso corpo, com um pequeno cateter em cuja extremidade há uma agulha (micro-fine) inserida no subcutâneo e presa à pele por um adesivo. Essas bombas de alça aberta têm muita aceitação nos Estados Unidos (onde os seguros de saúde pagam as bombas) e estão começando a serem bem aceitas em nosso meio

3. **Bomba de infusão de alça fechada:** permitindo a liberação de insulina conforme as flutuações da glicemia sem necessidade de automonitorização. São implantadas no tecido celular subcutâneo, como os marca-passos, e o sensor ultra-sensível, analisando constantemente o nível da glicemia e repassando os dados a um microcomputador que liberaria insulina de um depósito (contendo insulina de alta concentração tipo 500U/ml) diretamente no tecido subcutâneo. Será a solução quando se descobrir um sensor feito de material que mantenha a sensibilidade e a resistência necessárias para não ser destruído pelo ataque imunológico de nossas defesas.

4. **Transplante do pâncreas total ou segmentar:** tem maiores possibilidades usando técnicas mais desenvolvidas. Em alguns centros, a aceitação dos órgãos doados chega a 85%, e serve não só para transplantes de órgãos combinados de pâncreas e rim, mas também só do pâncreas para aqueles diabéticos rebeldes que nunca aceitaram ser diabéticos. Seria uma espécie de transplante profilático, antes que haja degeneração de tecidos nobres pela hiperglicemia crônica. No entanto, como existem poucos pâncreas disponíveis para

120 | *Eu e a Diabetes*

transplantes (de familiares e de cadáveres), o procedimento é dispendioso e, nos centros bem-sucedidos, as filas de espera são grandes.

5. **Transplante de células beta isoladas tiradas de fetos que faleceram durante o parto**: trabalho pioneiro de Sapiro, no Canadá. Vamos aguardar.

6. **Possível bloqueio do diabetes tipo 1 na fase inicial**: este bloqueio está sendo tentado por meio de modulações imunológicas, vacinas, imunossupresores, uso precoce de insulina, etc. É um caminho promissor.

7. **Medicamentos que atuem na resistência periférica à insulina**: que usados profilaticamente nos parentes de primeiro grau dos diabéticos tipo 2 e naqueles já com hiperglicemia. Já temos a Metformina e as glitazonas, que, atualmente, podem assim ser usados.

8. **Medicamentos que protejam a ligação da glicose elevada com as proteínas:** glicação das proteínas, dá-se alterando a função biológica delas, e assim, evita as complicações degenerativas da diabetes; parece ser o caso de altas doses de vitamina E junto com outras substâncias antioxidantes, como demonstrado em trabalho original realizado por mim em conjunto com o Prof. Hélion Povoa Filho, trabalho apresentado no Congresso de Radicais Livres realizado em Modena, Itália, em outubro de 1991, e publicado. Muitos de meus pacientes usam antioxidantes com resultados bons.

9. **Células-Tronco:** a Biologia Biomolecular aponta para a possibilidade de se usar células–tronco, trabalhadas em laboratórios especializados, em células produtoras de insulina. As células-tronco modificadas seriam dos próprios pacientes e, assim, não precisa imunossupressores após o procedimen-

Capítulo 17 – *Novas Conquistas e as Esperanças...* | 121

to. O Professor Radovan Bojorevic, agraciado como o Homem da Ciência Brasileiro em 2003, demonstrou ser isto possível usando células-tronco recuperando fibras do endotélio coronariano em pacientes com insuficiência cardíaca por miocardiosclerose, sem possibilidade de cirurgia ou de angioplastia, bem como em recuperação de medulas ósseas comprometidas em sua função geradora de células hematológicas. Estamos aguardando patrocínio para o projeto "Saúde Conquista Diária", que visa a esta possibilidade. As doações podem ser enviada para a ONG CNPJ 05.473.401/0001-82 na conta da Caixa Econômica 2270 03 57-3

Assim, todos devemos nos alegrar por todas as possibilidades do presente e as apontadas para o futuro, reconhecendo que a moderna Medicina dedica grande soma de dinheiro e de tempo em pesquisas, com maiores possibilidades de acertos para nós, diabéticos. Atualmente temos mais proteção, mais apoio e mais orientação para nossas vidas e para os problemas do dia-a-dia, do que os não-diabéticos. Para podermos usufruir das descobertas futuras temos de nos manter saudáveis, sem agravar as possíveis complicações já existentes. Quando surgirem descobertas novas e maravilhosas não sejamos obrigados a dizer: "infelizmente, chegaram tarde demais para mim".

Que Deus nos guie e nos ilumine em nosso caminho de conquistar a saúde, principalmente por sermos diabéticos!

PARTE II

Complementando o Conhecimento sobre a Diabetes

CAPÍTULO 18

A Motivação do Diabético

Rogério F. Oliveira
Sandra Maria de Oliveira Santos
Leônidas di Piero Novaes
Rejane Bisacchi Coelho Corrêa de Oliveira

Qual a Real Motivação de um Diabético em Seguir seu Tratamento?

O primeiro passo para motivar pessoas está no reconhecimento de que elas agem em seu próprio interesse, do modo definido por suas necessidades. Quando se quer motivar alguém, deve-se descobrir seus interesses e necessidades.

As pessoas têm necessidade de ar, água, comida, necessidades primárias. O gosto por determinados alimentos, certos hábitos, certos esportes constituem as necessidades secundárias, que são adquiridas por influências do meio, da cultura, dos modelos com quem convivem. Podemos viver sem a satisfação das necessidades secundárias, mas a vida não será tão agradável. Muitas vezes fugimos da ansiedade por intermédio de jogar tênis, futebol, dançar, ver um filme.

126 | *Eu e a Diabetes*

Temos ainda as necessidades vivenciais, as da aprovação, do respeito, do crédito, da confiança, da lealdade e do apoio. Na medida que as necessidades primárias são satisfeitas, as de níveis mais elevados passam a ser fontes ativas de motivações.

Para que o tratamento se torne efetivo, com a participação do cliente e dos familiares, é preciso descobrir com eles tais necessidades, facilitando a satisfação das que não foram realizadas, visando ativar as de níveis mais elevados, até obter um autoconhecimento que conduza a seu pleno bem-estar. Recebemos pacientes descompensados na faixa etária de 60 ou mais anos, recém-aposentados e sem perspectiva de vida. Na proporção que lhes oferecemos novos objetivos e necessidades a serem satisfeitas, retornam ao tratamento e se empenham em sua reintegração ao meio.

O grupo terapêutico pode satisfazer parte das necessidades afetivas do paciente: relacionamentos gratificantes. As pessoas apóiam-se uma nas outras em atividades que cada uma acredita ser de benefício mútuo. A preocupação de serem aceitos pelos outros demonstra a importância das necessidades afetivas. Desta participação no grupo decorre o desenvolvimento de sentimentos como o de auto-respeito, que pode aumentar o desenvolvimento pessoal. A discussão de problemas comuns encoraja cada um a tentar corrigir falhas existentes. Podemos observar que os pacientes que comparecem assiduamente ao grupo apresentam uma participação no tratamento mais afetiva e melhor qualidade de vida, já que acham soluções comuns a seus problemas.

A motivação apresenta ainda um lado cognitivo (que se relaciona com o conhecimento) que requer que as pessoas sejam capazes de satisfazer suas necessidades. O paciente no pós-operatório, que reconhece a necessidade de pronto restabelecimento para o retorno às suas atividades, é mais capaz de ajudar no tratamento do que aquele pessimista que tem certeza que não irá conseguir.

Capítulo 18 – A Motivação do Diabético | **127**

Todos sofremos influência da mídia e da publicidade, que procuram transformar as necessidades secundárias de consumo em primárias, levando ao sofrimento muitos pacientes, porque lhes faltam os impulsos de satisfação de uma necessidade secundária saudável.

Por que as Pessoas Fazem o que Fazem?

Pode haver motivação externa familiar e pressão social. No entanto, a automotivação significa o comportamento desenvolvido por iniciativa própria. O diabético consciente segue seu tratamento por achar que o equilíbrio de sua diabetes é essencial ao seu bem-estar biopsicossocial. São dispostos a lutar com toda a energia visando ao sucesso. Geralmente, um diabético automotivado consegue sucesso, não só evitando as complicações agudas e crônicas da diabetes, mas também em tudo aquilo com que se envolve, pois faz com que suas necessidades sejam preenchidas.

Quais os Fatores que Motivam o Tratamento?

Só pela interação cliente-diabetes é possível a afetiva participação no tratamento. O diabético deverá sentir:

1. **Recompensa pessoal:** por meio do equilíbrio da diabetes, já que tem se esforçado para tal. Caso ocorra piora, o paciente tende a abandonar o tratamento. Por meio de um atendimento continuado por um membro da equipe de saúde, poderá ser tentado modificar sua atitude perante a vida.

128 | *Eu e a Diabetes*

2. **Segurança quanto ao resultado:** se acompanhar o que lhe foi prescrito e não sentir resultado, poderá desistir do tratamento.**Os resultados devem ser analisados** pelo grupo e as dificuldades ultrapassadas.

3. **Conhecimento total da diabetes e de seus fatores intervenientes por meio de instruções claras e objetivas:** Aqueles que compreendem de forma detalhada participam melhor do tratamento, e facilmente passam a reconhecer quando estão com o açúcar elevado ou baixo (hipoglicemia).

4. **Aceitação pelo grupo a que pertence:** o fato de ser tratado de forma preconceituosa desestimula o tratamento, já que o paciente não suporta ser discriminado (Figura 21). Muitas vezes, e de forma incosnciente, a própria família do diabético o descrimina pela superproteção, tendo como conseqüência a rebeldia ao tratamento e a negação da doença perante os amigos.

5. **Auxílio e orientação sempre que necessários:** o acompanhamento deve ser pelo menos mensal e deve haver possibilidade de tirar dúvidas por telefone, para que a informação ao diabético seja fornecida gradativamente e com segurança.

6. **Orgulho do que faz:** apoio constante ao seu desenvolvimento social. O simples comparecimento a uma festa sem alteração de seu controle, para muitos pacientes, é tido como uma grande vitória e, como tal, recebe o apoio do grupo.

Capítulo 18 – A Motivação do Diabético | **129**

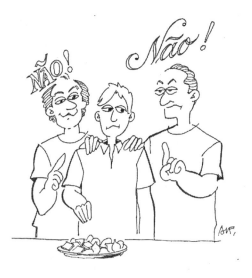

Figura 21

Fatores não-motivadores: sem perceber, a equipe de saúde e/ou a família podem estar contribuindo para a falta de colaboração do paciente ao tratamento. Assim:

1. **Críticas:** as críticas devem sempre ter fundamento e devem ser acompanhadas de sugestões construtivas. Se o diabético afirma estar seguindo o tratamento e os exames laboratoriais (hemoglobina glicada e frutosamina) o contradizem, o fato deve ser avaliado em conjunto, conversando sobre os motivos de tal discordância;

2. **Falta de relacionamento:** também um fator decisivo. É necessário que seja mantido um contato permanente para que o diabético sinta que alguém se preocupa com ele, ao mesmo tempo que recebe informações claras quanto aos procedimentos adequados que deve seguir;

3. **Individualização do tratamento:** se for prescrita uma dieta com a qual o paciente sinta fome durante o dia, o restante do tratamento perderá a razão de ser;

130 | *Eu e a Diabetes*

4. Insuficiente valorização e reconhecimento: de toda e qualquer realização do paciente.

Logo, o bom desempenho de nossos pacientes não advém apenas de motivações positivas, mas também da ausência de mensagens negativas. O trabalho é árduo, mas podemos conseguir que grande parte de nossos pacientes se torne automotivada, vivendo feliz com sua diabetes, visto que estão sendo gradativamente realizadas suas necessidades. Devemos sempre descobrir e fortalecer as forças realizadoras dos inconscientes de nossos pacientes.

Lembre-se: viver com a diabetes é um pouco mais difícil, mas lidar com suas complicações é bem pior. O bom controle evita as complicações e permite uma vida saudável.

CAPÍTULO 19

Bebidas Alcoólicas e Diabetes

Luiz Arthur Juruena de Mattos
Rogério F. Oliveira

Quem pode beber? Que tipo de bebida? Que dose? Com que freqüência? Pode o diabético fazer uso de bebidas alcoólicas?

A mais antiga das bebidas alcoólicas é a cerveja. Nascida no Egito, muitos anos antes de Cristo, só chegou ao Brasil com D.João VI. Composta de cevada, malte, lúpulo e água, é considerada uma paixão brasileira, assim como o carnaval e o futebol.

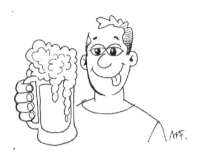

Figura 22

Muitas pessoas aprendem a beber socialmente, sem nada sentirem. Outras são mais sensíveis ao álcool e após pequenas doses apresentam sintomas como dor de cabeça, tonteiras, enjôos e vômitos.

O álcool pode causar doenças como gastrite, diarréias, pancreatites, doenças do fígado (fígado gorduroso, hepatite alcoólica, cirrose hepática), polineurites, distúrbios psiquiátricos e do sistema nervoso central, e a dependência ao álcool. O álcool é responsável por 60% dos acidentes de trabalho e por mais da metade dos acidentes de trânsito.

As mulheres são mais sensíveis a doenças do fígado causadas pelo álcool do que os homens.

O alcoolismo, também denominado "etilismo" ou "dipsomania", é um importante problema de saúde pública em todo o mundo. Estima-se que 5 a 10% da população mundial tenham problemas de saúde relacionados ao álcool.

Em 1981 o Brasil ocupava o primeiro lugar como consumidor de bebidas destiladas do mundo, com 13,4 litros *per capita* ao ano, mais do que o dobro do segundo colocado, a Polônia (5,6 litros). Atualmente devem existir entre nós cerca de 20 milhões de adultos alcoólicos, mais concentrados nas classes de baixa renda.

Capítulo 19 – Bebidas Alcoólicas e Diabetes | 133

Determinadas pessoas que bebem diariamente por longo tempo desenvolvem doenças do fígado, enquanto outras pancreatites ou distúrbios em outros setores do organismo. Provavelmente, é pela sensibilidade individual de cada um. Quem desenvolve pancreatite alcoólica tem grande possibilidade de apresentar quadro da diabetes, com os mesmos sintomas e complicações da diabetes genética (familial).

Estudos na cidade de Bordeaux (França), sugerem que doses moderadas de vinho tinto seriam benéficas à saúde.

No XIV Congresso Internacional de Diabetes, em 1988, em Sydney (Austrália), num simpósio do qual participei comparando dados sobre diabéticos bem-controlados e mal-controlados, o simposiasta de Londres mostrou que os pacientes bem-controlados, com hemoglobinas glicadas normais ou discretamente elevadas, consumiram mais bebidas alcoólicas do que o grupo mal-controlado. Também um estudo japonês mostrou que os pacientes diabéticos tipo 1 (insulinodependentes) que consumiam bebidas alcoólicas apresentavam menos infartos agudos do miocárdio, com diferença estatística, quando comparados com aqueles que não consumiam álcool.

Também o grupo de Framingham, constituído por diversos centros de pesquisa espalhados pelo mundo e que estuda as diversas associações com doenças cardiovasculares, correlacionou três grupos:

1. O que não consumia álcool;

2. O que consumia álcool exagerada e diariamente;

3. O que consumia álcool moderadamente, em torno de 40ml de uísque por dia.

Os dois primeiros grupos apresentavam grande incidência de complicações cardiovasculares, quando comparados com o terceiro grupo, que apresentava muito menos complicações. Parece que o

134 | *Eu e a Diabetes*

álcool, quando ingerido moderadamente, tem efeito protetor. Isto prova-velmente se deve ao efeito do álcool na diminuição da ansiedade existente em todos nós. O álcool, diminuindo a ansiedade, diminuiria a liberação e os efeitos nocivos dos hormônios liberados pelo estresse (adrenalina, noradrenalina, cortisol).

Difícil é definir "dose moderada" de bebida alcoólica e a tendência que determinadas pessoas e famílias têm de adquirir dependência ao álcool e assim transformarem-se em alcoólatras (alcoólicos).

Nestes casos o papel de instituições como os Alcoólicos Anôni-mos (AA) é fundamental no tratamento do alcoolismo, certamente difícil de ser tratado, primeiro porque não é fácil a aceitação de dependência por parte do alcoólatra e, depois, porque a doença deixa de ser apenas do indivíduo para atingir toda sua família, com inúmeras repercussões de ordem médico-social.

E o diabético? Se ele realmente não abrir mão do consumo de bebidas alcoólicas, como deve ser conduzido por seu médico? Será melhor proibir totalmente o uso do álcool quando verificamos que ele o está consumindo de maneira desordenada e exagerada? Ou tentar orientá-lo como controlar sua diabetes e que doses e tipos de bebidas poderiam ser acrescentadas à dua dieta sem grande interferência com o controle metabólico? Eu, pessoalmente, Rogério F. Oliveira, combato sem tréguas o fumo, mas permito doses moderadas de bebidas alcoólicas.

Como mostramos nos capítulos sobre dietas, sabemos que esta deve constar de:

- 60% de glicídios, que fornecem 4 Kcal por grama;
- 25% de lipídios, que fornecem 9 Kcal por grama;
- 15% de proteínas, que fornecem 4 Kcal por grama
- 1 grama de álcool libera 7 Kcal por grama.

Capítulo 19 – Bebidas Alcoólicas e Diabetes | 135

Para os ajustes necessários, temos a tabela de bebidas alcoólicas que nos mostra que cada 100 ml de cada bebida (1/2 copo comum) têm:

100 ml	Glicídios (g)	Álcool (g)	Calorias (Kcal)
Aguardente	—	40	280
Anisete	3.5	3.9	41
Benedictine	33	33	345
Cerveja	4.4	4	45.6
Malzebier	10	2.4	56.8
Daiquiri	5.2	15.1	122
Manhattan	7	19.2	164
Martini	8.9	9.7	71
Licores	35	30	350
Vermute seco	1	15	109
Vermute Doce	12	15	153
Vinho Seco	—	10-15	70-105
Champanha seco	1	11	81
Champanha doce	10	11	117
Vinho Madeira	2	14	110
Vinho do Porto	14	15	161
Sidra	5	5	55
Cherry	8	15	137
Conhaque	—	40-45	280-316
Vodca	—	45	315
Gim	—	35	245
Rum	—	35	245
Uísque	—	35-40	210-245

136 | *Eu e a Diabetes*

Assim vemos que o aconselhável é beber apenas 40g de álcool por dia, que podem ser 100 ml (1/2 copo comum) de uísque que não tem glicídios e que apresenta 250 Kcal, ou 400 ml (2 copos) de vinho seco que equivalem a 280-420 Kcal, ou 1000 ml (5 copos) de cerveja que fornecem 456 Kcal, calorias que devem ser substituídas na hora de se programar a dieta. Podemos optar pelas cervejas e vinhos light, com teor alcoólico nulo ou reduzido e menos calorias. Consulte os rótulos para maiores informações.

É importante salientar que só esta dose deve ser ingerida, e aqueles que não conseguem beber com tal moderação, visto serem portadores de potomania (mania de beber muito líquido), é melhor beber água, suco de frutas, chás, etc. Diabéticos com doenças do fígado, neuropatia e triglicérides elevados não devem beber bebidas alcoólicas.

A moderação é a virtude dos reis e aquele que consegue se moderar é capaz de fazer quase tudo, sem prejudicar a saúde. Lembro-me de um professor que tive e que me iniciou nos estudos da endocrinologia. Seu pai, idoso, homem responsável e trabalhador, todo o dia ao chegar em sua residência e antes do jantar, preparava dois martinis secos (20g de álcool e 140 Kcal) e os saboreava por 40 minutos ouvindo musica clássica. Assim fazendo, diminuía suas ansiedades do dia e se comunicava, mais facilmente, com seu inconsciente.

Vale sempre se lembrar do ditado: "Quem bebe pouco torna-se um leão, quem bebe muito transforma-se em um porco".

OS TRÊS ESTÁGIOS DA BEBIDA

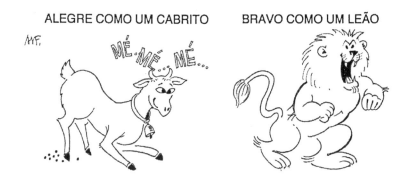

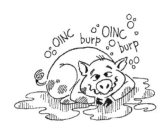

Figura 23

Saber beber nas horas certas e com moderação são segredos que podem transformar as bebidas alcoólicas em importante ajuda para você viver melhor!

Capítulo 20

Avaliação do Pé Diabético

Mônica Antar Garriba
Rogério F. Oliveira

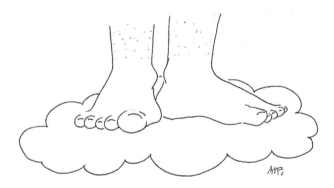

Figura 24

A incidência de complicações crônicas depende da duração da diabetes e, principalmente, do seu controle. A doença vascular periférica poderá estar presente em 45% dos diabéticos com mais de 20 anos da diabetes mal-controlada, estimando-se que 15% desenvolverão

140 | *Eu e a Diabetes*

úlceras e gangrenas, muitas levando a amputações. As úlceras dos pés são responsáveis por um quinto das internações entre os diabéticos e mais de 50% das amputações não-traumáticas.

A avaliação do diabético deve ser em sua totalidade, com atenção para o controle metabólico-nutricional, clinico e vascular. Em relação ao pé, devem ser observadas: neuropatias, isquemia, deformidades e infecções. A maior parte destas informações pode ser obtida por exame clínico, auxiliado pela pesquisa da sensibilidade vibratória e a determinação da pressão sistolica dos membros inferiores.

Pé Neuropático

O mau controle metabólico leva à microvasculopatia, que dificulta a oxigenação dos tecidos. inclusive das fibras nervosas, facilitando lesões dos nervos periféricos. As neuropatias são classificadas em:

* Sensorial: a mais freqüente, manifesta-se com perda da sensibilidade, formigamento, cãibras e dores que pioram à noite e melhoram com o movimento.

* Autonômica: intimamente relacionada com a sensorial e é uma das responsáveis pela diminuição da irrigação sangüínea. Apresenta-se com anidrose (ausência de sudorese), fissuras e rachaduras.

* Motora: aparece com menos freqüência, responsável pelas deformidades metatarsofalangianas e interfalangianas, tais como: dedos em garra, dedos em martelo, etc.

Capítulo 20 – Avaliação do Pé Diabético | **141**

A detecção de um pé neuropático pode ser obtida por testes, tais como:

- sensibilidade tátil: utilizando-se algodão ou monofilamento.
- sensibilidade dolorosa: utilizando-se um objeto pontiagudo (agulha ou alfinete).
- sensibilidade térmica: utilizando-se um objeto quente e frio.
- sensibilidade vibratória: utilizando-se um diapasão com frequência de 128Hz. A pesquisa das vibrações deve ser realizada no ápice do hálux, no tornozelo, na região medial da perna e na região maleolar.

Os diabéticos quando forem consultar com especialistas devem exigir estes exames.

Características de um pé diabético:

- presença de calosidades.
- deformidades como: dedos em garra, superposição de artelhos, etc.
- hiperemia (pele de coloração avermelhada).
- anidrose (pele seca), rachaduras e fissuras.
- edema.
- hipertermia (pé quente).
- hipotrofia da musculatura interóssea dorsal.
- dilatação dos vasos do dorso do pé.

Eu e a Diabetes

Pé Isquêmico

A isquemia é outro fator responsável pelo aparecimento de ulceras nos pés.

A macroangiopatia (comprometimento arteriosclerótico das artérias de grande, médio e pequeno portes), que é uma degeneração que acompanha o envelhecimento, pode ser agravada e tornar-se precoce por diversos fatores, tais como: hiperglicemia crônica, elevação do LDL colesterol e triglicérides e diminuição do HDL colesterol, hipertensão arterial, consumo excessivo de álcool e, principalmente, o tabagismo. A microangiopatia (comprometimento da pequena circulação) agrava-se por fatores tais como maior agregação plaquetária, aumento da homocisteína, aumento da viscosidade sangüínea e perda da auto-regulação do fluxo (por comprometimento do sistema nervoso autônomo). Todos estes fatores só aparecem com a glicose permanentememnte elevada.

Para se detectar um pé isquêmico faz-se necessário a inspeção, a palpação dos pulsos (a ser realizada diariamente pelos diabéticos: deve-se observar a forma dos artelhos, sua coloração e a pulsação dos pulsos do dorso do pé e atrás do maléolo interno – tibial posterior) e, ocasionalmente, outros exames, como o Doppler.

Características do pé isquêmico:

- pele fria.
- pulsos diminuidos ou ausentes.
- coloração alterada (desde vermelha-escura até azulada).
- edema.
- pele seca.
- sensibilidade presente.

Capítulo 20 – *Avaliação do Pé Diabético* | **143**

Fatores de Risco do Pé Diabético

1. Pobre controle metabólico, traduzido por níveis elevados da hemoglobina glicada e de frutosamina, ou, na ausência destes exames que já mostra que o paciente nunca se monitorizou laboratorialmente.

2. Problemas prévios com os pés.

3. Doença vascular prévia comprovada.

4. Limitação da motilidade articular.

5. Deformidades dos pés adquiridas ou congênitas.

6. Tabagismo.

7. Consumo excessivo de álcool.

8. Sensibilidade comprometida.

9. Diabetes mal-controlada há mais de 10 anos.

10. Sapatos inadequados.

O início do mal perfurante plantar (úlcera trófica) ocorre principalmente pelo uso de sapatos apertados, favorecendo o aparecimento de fissuras e/ou rachaduras, infecções por fungos ou traumatismos. Daí que os nossos pés diabéticos devem ser namorados diariamente e protegidos de traumatismos. Procure nunca andar descalço.

Recomendações, Cuidados e Tratamento dos Pés de Diabéticos

1. Higiene dos pés: lavá-los com água morna e sabão neutro, massageando-os para que possam ativar a circulação; enxugar muito bem, principalmente entre os dedos e observar quanto à presença de rachaduras, bolhas, arranhões, calos,

144 | *Eu e a Diabetes*

unhas encravadas, outras anormalidades. Deve-se usar espelhos para visualizar melhor os pés, e pedir a alguém de confiança para fazer os pés. Nunca os deixe mergulhados muito tempo em água.

2. Testar sempre a temperatura da água com as mãos. Nunca fazer uso de bolsas ou compressas de água quente para aquecer os pés.

3. Após lavar e secar os pés, aplicar creme hidratante, evitando assim rachaduras.

4. Cortar as unhas cuidadosamente, evitando que os cantos das unhas se transformem em unhas encravadas.

5. Não usar sapatos apertados, que podem promover pontos de atrito e de pressão. Evitar sapatos sem meias, estas, aliás, devem ser de algodão.

6. Ao comprar um sapato, o material deverá ser de couro ou tecido (permitem boa ventilação), seu interior deverá ser macio, não conter dobras ou saliências. Antes de calçar o sapato quotidianamente, é necessário um exame de seu interior, visto que poderá existir algum objeto lá dentro. Nunca andar descalço e nem usar sandália de dedo.

7. Não fumar e nem ficar perto de pessoas que fumam.

8. Procurar profissional assim que notar alguma lesão nos pés.

9. Lembrar ao médico para examinar seus pés.

CAPÍTULO 21

Radicais Livres e a Diabetes

Hélion Povoa Filho
Rogério F. Oliveira

Existem fatores que estão ganhando importância na Medicina moderna como desencadeadores de processos degenerativos. Um deles são os chamados radicais livres (RL) e seus tamponadores, os chamados antioxidantes.

Os RL são formados em nosso metabolismo intermediário e, quando formados em excesso, escapam do sistema de segurança formado pelas enzimas antioxidantes. Por sua estrutura altamente instável, os RL tentam achar equilíbrio e atacam a primeira cadeia de dupla ligação dos ácidos gordurosos da membrana celular, em seguida a cadeia de fosfolipídios vizinhos, condicionando uma reação em cascata, levando a alterações das estruturas das membranas por eles atacadas.

146 | *Eu e a Diabetes*

Os antioxidantes são anti RL, inibindo a lesão tecidual.

O fato mencionado é importante para entender a relação doença/radicais livres/sistema antioxidante. À medida que envelhecemos, diminui a eficácia de nossas enzimas antioxidantes, enquanto se mantém ou aumenta a gênese de RL (que aceleram o processo do envelhecimento) e cresce a incidência ou a progressão de doenças degenerativas crônicas e dos cânceres.

Se aumentarmos os antioxidantes sob a forma de vitaminas, nutrientes, sais minerais, em indivíduos doentes, poderá haver participação ativa no controle da progressão da doença, suplementando o funcionamento das enzimas antioxidantes, que nestes casos não estariam funcionando na plenitude de suas condições.

O conceito ortomolecular descrito por Linus Pauling, duas vezes Prêmio Nobel, de que a saúde é uma conseqüência do equilíbrio das moléculas que formam o organismo, conseguido pelos antioxidantes.

Diversas doenças têm como participante ativo a elevação dos RL. Assim acontece com a arteriosclerose, que provoca as doenças cardiovasculares e que são as primeiras causas de morbidade no mundo. Observou-se que as lipoproteínas de baixa densidade (lideradas pelo colesterol LDL e pelos triglicérides) incubadas junto com as células endoteliais (células que formam o interior dos vasos), têm sua estrutura alterada, sendo muito mais rápida sua degradação pelos macrófagos. O uso dos antioxidantes como a vitamina C, a vitamina E e minerais quelados, podem bloquear estas alterações, sugerindo que as células endoteliais incorporam as lipoproteínas de baixa densidade por mecanismos facilitados pela presença de RL.

Capítulo 21 – Radicais Livres e a Diabetes | 147

Uma das teorias mais em voga para explicar o envelhecimento é a dos RL, que seria o eixo ao redor do qual giram os mecanismos do envelhecimento, quer o fisiológico, quer o patológico, pela associação do aumento dos RL nas doenças degenerativas.

À medida que envelhecemos, todos os órgãos sofrem diferentes graus de transformações com acúmulo de RL, que facilitariam a degeneração dos tecidos, assim como os processos isquêmicos teciduais.

O sistema antioxidante do organismo envelhece junto com o sistema biológico em velocidade comparável a do organismo, levando a uma diminuição da capacidade do corpo humano de inibir a síntese dos RL, deixando o caminho livre para a sua toxicidade.

Os RL vão desgastando os tecidos, obrigando a uma atividade contínua e incansável do sistema antioxidante, até chegar à sua exaustão. Daí as pessoas que exigem muito de seus sistemas antioxidantes por vidas desregradas (cada inalação de fumo aumenta aproximadamente 10 trilhões de RL por baforada, comem mal com alimentos ricos em ácidos graxos saturados, vivem em permanente estresse ansioso) mais facilmente acumulam RL e o desgaste de seus organismos. Os RL também são produzidos intensamente nos pacientes com câncer.

O que acontece na Diabetes Melito. No tipo 1, como doença de auto-agressão, os RL elevam-se em torno das células beta que estão sendo atacadas e destruídas pelos linfócitos agressores e pelos anticorpos, favorecendo sua destruição. Na diabetes aloxânico (substância tóxica específica para as células beta) experimental, o uso de superóxido desmutase (potente antioxidante) preventivamente inibe a destruição das células.

148 | *Eu e a Diabetes*

Um dos primeiros passos para o processo degenerativo dos vasos, inicio das complicações degenerativas da diabetes, é a toxicidade produzida pela hiperglicemia crônica, que glica as proteínas de nosso organismo. Estas, assim alteradas, perdem grande parte de sua funcionalidade e favorecem o processo degenerativo.

As duas proteínas usadas para se determinar o controle metabólico e averiguar o risco de futuras complicações são a hemoglobina glicada (níveis normais geralmente entre 4 a 6%) e a frutosamina (a albumina glicada, variando de 1,85 a 2,85mmol/L). Quando conseguimos manter estes valores normais ou inferiores a 7% e a 3,1mmol/L, respectivamente, o risco de complicações é mínimo.

Fizemos um estudo mostrando que em 25 diabéticos tipo 1, em comparação com um grupo de 20 pessoas não-diabéticas, os valores de RL eram menores nos não-diabéticos comparados com os diabéticos, e que esta diferença era maior na dependência do controle metabólico, e que os diabéticos com maiores valores de RL tinham os maiores valores da hemoglobina glicada e da frutosamina. Depois acompanhamos 75 pacientes diabéticos tipo 2 por um ano usando antioxidantes e mostramos que houve queda significativa nestes valores determinados a cada três meses (quatro determinações no ano).

Assim, o uso de antioxidantes diminuiria a glicação das proteínas e poderia proteger, pelo menos em parte, do efeito nocivo da hiperglicemia, devendo ser usados em todos os diabéticos em quantidades a serem ditadas pelos valores iniciais de seus RL.

PARTE III

Filigranas sobre a Diabetes

CAPÍTULO 22

A Dieta do Diabético

Celeste Elvira Viggliano

A diabetes melito é considerada erro metabólico em que o organismo é incapaz de utilizar de forma correta os hidratos de carbono e, conseqüentemente, outros nutrientes. A alimentação é o ponto-chave para o controle e para a correção do peso, associada à medicação e à prática de exercícios físicos.

"Somos o que comemos", pois os hábitos alimentares são o produto de nossa educação, cultura, poder aquisitivo e, acima de tudo, são os meios para obtermos uma boa saúde, ou desencadearmos certas doenças. A alimentação é uma necessidade fisiológica que deve ser saciada de forma adequada, respeitando as necessidades nutricionais de cada um.

Basicamente, necessitamos os mesmos nutrientes durante toda nossa vida, desde o útero até a velhice. O que muda são as quantidades de cada nutriente, que se traduzem nas porções de alimentos que ingerimos.

152 | *Eu e a Diabetes*

Os nutrientes fornecerão a matéria-prima básica para mantermos a vida, permitindo o funcionamento dos órgãos, a atividade física que exercermos, o crescimento e o desenvolvimento. As crianças e os adolescentes necessitam mais nutrientes para seu desenvolvimento do que um adulto, que os utiliza somente para a manutenção de seu corpo e atividade física. Mesmo durante o crescimento, estas necessidades são variáveis, já que a criança e o jovem têm fases de crescimento diferentes.

As quantidades e variedades de alimentos devem garantir ao indivíduo seus requerimentos nutricionais; cada um deve ter sua alimentação individualizada de modo a satisfazer suas necessidades e garantir seu peso adequado. No diabético, a alimentação deve estar ajustada à insulina disponível. Um bom profissional de saúde poderá determinar seus requerimentos nutricionais adequados às suas condições físicas, clínicas e sociais.

Devemos variar nossa alimentação incluindo alimentos de origem animal e vegetal. Os alimentos são agrupados de acordo com seu valor nutritivo, e daí os alimentos que pertencem a um mesmo grupo serem equivalentes, podendo ser substituídos entre si. As tabelas de composição química dos alimentos bem como as de contagem de hidratos de carbono ajudam a compor sua dieta, ver quanto de calorias você come e quanto de hidratos de carbono, pagando com hipoglicemiantes a ingesta que você desejar, respeitando o peso. A Tabela de Composição Química dos Alimentos, de Guilherme Franco, ajuda-nos a avaliar o que comemos.

Alimentos Energéticos

1. Cereais (arroz, trigo, milho, centeio, aveia, cevada), seus derivados (farinha de arroz, farinha de trigo, farinha de milho, amido de milho, fubá, farinha de centeio, farinha de aveia,

Capítulo 22 – A Dieta do Diabético | 153

cevadinha) e preparações à base de suas farinhas (massas, panquecas, macarrão, pães, biscoitos, polenta, canjica, pipoca, farofas).

2. Tubérculos (batata inglesa e holandesa, batata-doce, mandioca, mandioquinha, cará, inhame) e seus derivados e preparações (farinha de mandioca crua e torrada, purê de batata, inhoque, tapioca).

3. Açúcar refinado e mascavo, mel, melado, rapadura, garapa, cana-de-açúcar e suas preparações: balas, caramelos, doces concentrados, refrigerantes e demais preparações doces.

Estes alimentos são fontes de glicose, que é utilizada pelas células para gerar energia. Sem a utilização da glicose como geradora de energia, o organismo é obrigado a lançar mão de outras fontes consideradas complementares, tais como as proteínas e as gorduras, resultando num desarranjo na utilização dos nutrientes, alterando, todo o equilíbrio do organismo. Para o diabético a ingesta de alimentos fornecedores de glicose (carboidratos) devem ser balanceados com níveis correspondentes de insulina ou de hipoglicemiantes, sem que haja acúmulo (hiperglicemia) ou falta (hipoglicemia).

Não há necessidade de se reduzir drasticamente as fontes de glicose da alimentação, como se fazia no passado. Ao contrário, ela deve ser a principal fonte de energia, mas que seja totalmente utilizada, de forma a não se perder glicose na urina. Todas as vezes em que há glicosúria, a pessoa está perdendo energia que deveria ser aproveitada, somando-se a isto o fato de que a hiperglicemia crônica é glicosilada pelas proteínas que perdem parte de suas características fisiológicas e que se constituem no primeiro passo para as complicações degenerativas da diabetes.

Alimentos Construtores

1. Carnes (de boi e outros mamíferos, frango e outras aves, peixe e frutos do mar, répteis).

2. Leite (de vaca, de cabra, de outros mamíferos, de soja) e seus derivados (queijo, iogurte, coalhada).

3. Ovos (de galinha e de outras aves).

4. Leguminosas (feijão, ervilha-seca fresca ou enlatada, lentilha, grão-de-bico, soja).

Estes alimentos fornecem proteínas, nutrientes básicos para a renovação celular, para a produção de hormônios, de enzimas, de anticorpos, etc.

Após a digestão, as unidades que formam as proteínas (aminoácidos) necessitam de insulina para serem metabolizadas. Portanto, engana-se quem baseia sua nutrição em alimentos construtores pensando em melhorar o controle da diabetes. Assim como os alimentos energéticos, os construtores devem ser ingeridos em quantidades adequadas à necessidade da pessoa. Na fase do crescimento e na gestação seu consumo deve ser mais alto, pois também são as melhores fontes de ferro (carnes e ovos), de cálcio e de fósforo (leite e derivados).

Alimentos Reguladores

Hortaliças (legumes e verduras) e frutas frescas constituem as principais fontes de vitaminas A, do complexo B, C, D, E e K, sais minerais (potássio, ferro, flúor, cobre, iodo, cálcio, fósforo, magnésio, manganês, molibdênio e outros). Além disso, são responsáveis pelo bom fornecimento de água e de fibras solúveis. As fibras solúveis encontradas nas cascas, folhas e bagaços provocam o aumento do

Capítulo 22 – A Dieta do Diabético | **155**

volume do bolo alimentar, prolongando o tempo de digestão e, conseqüentemente, retardando a entrada da glicose na corrente sangüínea, permitindo uma elevação mais discreta da glicemia. As fibras, quando cozidas, perdem esse efeito; portanto, é recomendável a utilização de verduras e legumes crus ou só abafados, e das frutas com casca e bagaço. Os sucos de frutas puros são isentos de fibras, e a forma líquida permite absorção imediata. Junte cascas, legumes e verduras cruas aos sucos, ou misture ao leite, ou junto das refeições. Outra fonte de fibras solúveis e que não têm seu efeito reduzido no cozimento é constituída pelas leguminosas: feijões, ervilhas, lentilhas, grão-de-bico, que além de prover proteínas também ajudam a reduzir a glicemia.

Todos estes alimentos devem ser avaliados em seu teor de calorias e de carboidratos e ajustados a cada pessoa. Além disso, os melhores são os sem adição de agrotóxicos, os orgânicos.

Gorduras

1. Óleos vegetais: soja, arroz, milho, gergelim, oliva, dendê, canola, gordura de coco, gordura vegetal hidrogenada, manteiga, creme-de-leite, banha de boi ou porco, maionese.

2. Frutas oleaginosas: amendoim, nozes, castanha de caju, castanha-do-pará, amêndoas, avelãs, noz-peca.

As gorduras são alimentos importantes para a manutenção da saúde, mas sua elevada ingestão, alem de favorecerem a obesidade, podem favorecer doenças coronarianas, principalmente nos diabéticos mal-controlados.

Os óleos vegetais, margarinas e frutas oleaginosas, devido ao seu baixo teor de gorduras saturadas e predominância das insaturadas, devem ser as preferidas, mas também usadas com cuidado. O teor de gorduras, predominantemente as insaturadas, não devem ultrapassar 30% do valor calórico total da dieta.

O aproveitamento dos alimentos se dará caso haja um ajuste entre a oferta da glicose e dos nutrientes com a insulina disponível, seja endógena (produzida pelo pâncreas, como acontece com alguns diabéticos tipo 2), seja exógena (aplicada no subcutâneo), como acontece na grande maioria dos diabéticos jovens e também em alguns diabéticos tipo 2.

Alem de porções adequadas de alimentos, é importante a sua distribuição no decorrer do dia.

Para os diabéticos tipo 2, fracionar os alimentos em 4 a 5 refeições de pequeno volume já é o suficiente para evitar picos glicêmicos importantes.

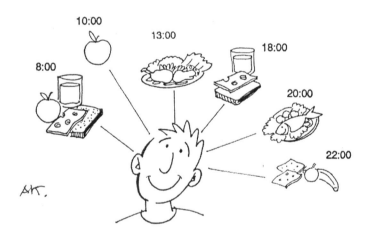

Figura 25

Já nos diabéticos tipo 1, deve-se ajustar as refeições às doses e ao tipo de insulinas.

Capítulo 22 – A Dieta do Diabético | **157**

Na prática de esportes deve-se considerar cuidados com automonitorizações múltiplas para se evitar hipoglicemias que prejudicariam a performance.

Concluindo, a dieta do diabético baseia-se em dois pontos fundamentais:

1. Quantidade adequada de alimentos distribuída em varias refeições de acordo com suas necessidades nutricionais e insulina disponível.

2. Quantidade de alimentos que satisfaçam suas necessidades fisiológicas, sociais e emocionais.

Para compor uma alimentação equilibrada, consulte Tabelas de Composição Química dos Alimentos, como a do Guilherme Franco e veja a bula da composição dos alimentos. Assim você aprenderá a conhecer melhor o que está comendo.

Dicas Práticas

1. Dê preferência ao uso de carnes, leites e queijos magros no lugar de equivalentes com mais gorduras.

2. Prepare seus alimentos ao forno e em panelas anti-aderentes. Quibes, hamburguês e almôndegas podem ser feitos no forno em lugar de fritos. A aparência e o sabor são os mesmos.

3. Prefira sempre usar óleos vegetais em lugar de margarina ou manteiga para as preparações.

4. No preparo de molhos, prefira os simples, como o tomate apenas batido. Use e abuse de ervas aromáticas e de temperos frescos. Não alteram o valor calórico, acentuam o sabor, e permitem usar menos sal no preparo dos alimentos.

5. Use o sal durante o cozimento dos alimentos, o que permite acentuar seu sabor. Sal à mesa leva ao uso demasiado.

6. Evite temperos concentrados industrializados, latarias, caldos e salgados e margarinas ou manteigas com sal pelo seu alto teor de sal, sobrecarrega a função renal e contribui para a elevação da pressão arterial.

7. O uso de adoçantes e produtos dietéticos é opcional. Se quiser usá-los, tenha moderação.

8. Procure na embalagem do produto dietético a indicação do uso para diabéticos, a quantidade de hidratos de carbono e de calorias. Se não houver estas indicações, não use.

9. Comece o almoço e o jantar com hortaliças cruas. Elas aumentam a sensação de saciedade.

10. Mastigue bem os alimentos, sentindo o sabor de cada porção.

11. Evite as tentações da indústria espalhadas na mídia.

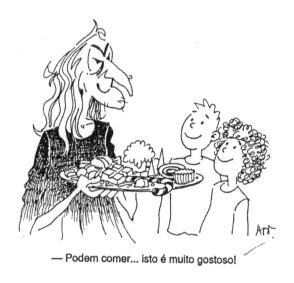

— Podem comer... isto é muito gostoso!

Figura 26

CAPÍTULO 23

Exercício Físico e a Diabetes

Marco Antonio Vivolo

O exercício físico é muito importante para a saúde de qualquer pessoa, especialmente para os diabéticos, pois ajuda a controlar os níveis de glicose e do peso corporal.

Poucos têm atividade física regular e muitos relutam em iniciar a prática delas, muitas vezes por não saberem por que e como fazê-las. Assim, deve-se sempre esclarecer aos pacientes sobre alguns aspectos de tal prática.

Para diabéticos e não-diabéticos os benefícios da prática de exercícios regulares são:

- melhoria do condicionamento físico (principalmente da capacidade cardiorrespiratória);
- redução da gordura corporal;

160 | *Eu e a Diabetes*

- aumento da massa muscular;
- diminuição da tensão psicológica.

Os benefícios para os diabéticos são:

- diminuição dos níveis de glicemia e aumento da capacidade do corpo em sua utilização;
- aumento da capacidade da insulina na redução dos níveis da glicemia; isto implica a administração de uma dose menor de insulina para quem a toma diariamente, ou num melhor aproveitamento nos diabéticos que possuem insulina que não é utilizada adequadamente;
- diminuição dos riscos de doenças cardíacas, melhora da hipertensão arterial e, em combinação com uma alimentação equilibrada, controle do diabetes tipo 2, eliminando, em muitos casos, a necessidade de medicação.

A Diabetes e o Exercício

Os diabéticos só devem praticar exercícios físicos se estiverem controlados, caso contrário, os exercícios poderão ser prejudiciais. É considerado "bem-controlado" o diabético que apresenta níveis de hemoglobina glicada e de frutosamina inferiores a 10% acima do valor máximo de referência do exame.

O programa de exercícios físicos deve ser iniciado gradualmente, e no inicio poderá haver variações nos níveis glicêmicos que, com o tempo, tendem a se estabilizar. O controle da glicemia deve ser feito mais vezes ao dia e os resultados devem ser anotados, bem como o tipo, horário e duração do exercício. Nos diabéticos tipo 2, o exercício e a programação correta da dieta levam à perda de peso e portanto os

Capítulo 23 – Exercício Físico e a Diabetes | **161**

hipoglicemiantes orais podem ser diminuídos ou abolidos; nos tipo 1 as doses de insulinas podem também ser diminuídas, norteadas pela automonitorização e pelas possíveis hipoglicemias.

Como Realizar os Exercícios

É importante saber como realizar os exercícios de forma correta e segura, reduzindo as oportunidades de contusões. Uma consulta prévia ao médico ajuda.

Os exercícios mais recomendados são os predominantemente aeróbicos (caminhadas, corrida, dança, ciclismo, natação, futebol, basquete, vôlei, tênis, etc.) que utilizam grande quantidade de energia e, quando realizados por tempo prolongado, melhoram o funcionamento do coração e dos pulmões e ajudam no controle do peso. A atividade física deve ser realizada com prazer e na companhia de amigos, o que a tornará bem mais interessante.

Linhas Gerais de um Programa de Exercícios Físicos

Um programa de exercícios físicos deve ser dividido nas seguintes partes:

1. Aquecimento:

Um período de aquecimento deve ter a duração de 10 a 12 minutos, tempo em que o corpo é preparado para o exercício. Deve-se iniciar com um alongamento muscular e movimentação das articula-

162 | *Eu e a Diabetes*

ções; alongando e promovendo a flexibilidade dos grupos musculares mais freqüentemente rijos, ou seja, pescoço, ombros, dorso superior e inferior, daí em direção aos tornozelos. Depois, relaxe. Segue-se o aquecimento do sistema cardiovascular, início lento dos exercícios até chegar ao seu nível de treinamento.

2. Treinamento aeróbico:

Desenvolverá a resistência e a capacidade física geral, que são benefícios reconhecidos como efeitos do treinamento. São necessários três quesitos essenciais para se atingir tais efeitos: intensidade, duração e freqüência.

A intensidade é a quantidade de força empregada na atividade física realizada. Para se atingir um maior benefício cardíaco e respiratório, o coração deve atingir e manter um certo número de batimentos por minuto. Para medir a freqüência cardíaca, conta-se o número de pulsações no punho por 10 segundos e multiplica-se o resultado por seis, obtendo-se os batimentos por minuto. Faz-se isso durante ou imediatamente após o exercício.

Para melhorar o condicionamento, a freqüência cardíaca deve ser mantida dentro da zona-alvo individual por, pelo menos, 20 a 30 minutos do exercício aeróbico. Esta zona-alvo está entre 70 a 80% da freqüência cardíaca máxima (F.C.Máx.), que é a freqüência máxima em que o coração pode bater durante uma atividade. Apesar da F.C.Máx. variar de pessoa para pessoa, ela pode ser grosseiramente estimada, subtraindo-se de 220 a idade. Como a F.C.Máx. diminui com a idade, a zona alvo de treinamento também diminui. Exercitando-se a uma intensidade acima da zona-alvo de treinamento, pode ocorrer um encurtamento, pois o cansaço logo será sentido, podendo também

Capítulo 23 – Exercício Físico e a Diabetes | 163

aumentar as possibilidades de lesões musculares ou problemas cardíacos.

F.C.Max. = 220 – idade (anos)

Exemplo: homem de 71 anos terá como F.C.Máx. = 220 – 71 = 149.

Para obter um bom rendimento esta pessoa deverá exercitar-se entre as freqüências de 104.3 bpm (70%) e 119.2 bpm (80%).

Quando é iniciado um programa de exercício deve-se procurar manter a F.C.Máx. entre 60 e 70% do nosso máximo e, gradativamente, aumentar a intensidade durante as semanas seguintes até que o nível de exercício esteja entre 75 e 85% do máximo.

Tão logo o condicionamento físico melhore, há necessidade de mais vigor para que se possa manter a freqüência cardíaca dentro da zona alvo, pois o coração e os pulmões tornam-se mais eficientes e em melhores condições de acordo com a maior intensidade de exercício.

Para facilitar, o valor da F.C.alvo em batimentos por **10 segundos** é dado na tabela abaixo:

Freqüência Cardíaca-alvo

Intensidade	Idade											
	15	20	25	30	35	40	45	50	55	60	65	70
60%	20	20	19	19	18	18	17	17	16	16	15	15
70%	25	25	24	23	23	22	22	21	20	20	19	19
80%	29	28	27	27	26	25	25	24	23	22	22	21

164 | *Eu e a Diabetes*

Duração refere-se ao tempo em que é realizado o exercício, mantida a freqüência cardíaca na zona-alvo. As capacidades cardíaca e pulmonar aumentam consideravelmente quando se exercita regularmente entre 20 e 30 minutos por dia (sendo o melhor 30). Períodos mais prolongados também são benéficos no que diz respeito ao controle do peso ou à preparação para competições.

Assim que é iniciado o programa de exercícios, deve-se limitar o tempo de 10 a 15 minutos de atividade física aeróbica na zona inferior da zona-alvo de freqüência cardíaca. Gradualmente, aumenta-se a duração de acordo com a capacidade individual. Deve-se aumentar a duração do exercício antes de se aumentar sua intensidade. Em outras palavras, exercícios mais prolongados e não mais fortes.

Deve-se praticar o exercício cinco vezes por semana. Se preferir fazê-lo diariamente, devem ser escolhidas atividades que utilizem grupos musculares diferentes: caminhar, correr e andar de bicicleta são boas combinações.

3. Desaquecimento:

Começa com o desaquecimento do sistema cardiovascular que ocorre com a redução da atividade aeróbica. O próximo passo será a realização de exercicios de força muscular. A pessoa pode então realizar alguns exercícios musculares localizados ou então trabalhar com pesos (geralmente de 1 a 2 quilos em cada mão). Esta é a hora de exercícios abdominais, para o fortalecimento dos músculos da região e de algumas flexões de braço para estimular os músculos da porção superior de nosso corpo.

Completa-se o desaquecimento com exercícios de alongamento, semelhantes aos realizados no aquecimento, intercalados com períodos de respiração profunda. O período de desaquecimento deve durar cerca de 10 a 12 minutos.

Capítulo 23 – Exercício Físico e a Diabetes | 165

Em resumo, a prática da atividade física no que se refere à parte aeróbica deve ser feita observando-se o seguinte:

a) exercitar-se entre 70 a 85% da F.C.Máx.;

b) sessões de 20 a 30 minutos;

c) de três a cinco vezes por semana.

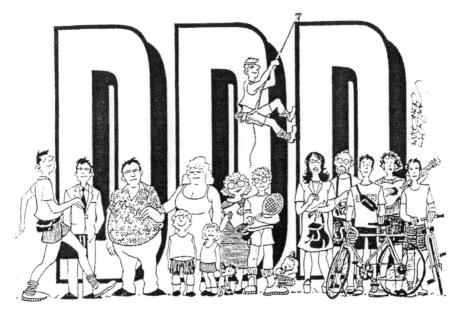

Figura 27

CAPÍTULO 24

Disfunção Erétil

Pedro Paulo Sá Earp
Augusto Olavo Xavier
Rogério F. Oliveira (adendos)

Impotência

A imaginação é a arma mais valiosa do homem. Se bem encaminhada, pode criar grandes soluções. Se negativamente endereçada, pode levar ao pessimismo, à inibição e à desesperança.

Falso Estigma

A afirmativa que os homens diabéticos tornam-se sexualmente impotentes é falsa. Esta premissa, bem como para as outras complicações degenerativas, pode ser real para os diabéticos que não se cuidam e mantém permanentemente níveis elevados de glicemia, da hemoglobina glicada e da frutosamina. Pacientes que nos procuram, queixando-se de impotência e descompensados, melhoram significativamente após tratamento rigoroso.

Funcionamento da Ereção

No estado de flacidez, as artérias que vão para o interior do pênis levam pequena quantidade de sangue só para nutrir os tecidos e as veias como estão abertas, o sangue escapa livremente. No momento em que existe uma estimulação erótica (visual, imaginativa ou local) há a liberação de substâncias vasoativas que promovem a dilatação das artérias cavernosas, permitindo que o afluxo de sangue para dentro de pênis aumente substancialmente. Este maior aporte sanguíneo faz com que, nos corpos cavernosos haja uma expansão que irá comprimir os pontos de saída do sangue venoso, provocando dificuldade de saída deste sangue, que fica represado dentro dos corpos cavernosos. O sangue parcialmente retido aumentará o volume e o comprimento do pênis, e a pressão formada no seu interior, reflexo da pressão arterial, dará a rigidez necessária para a penetração durante o coito.

Uma vez havendo o orgasmo, o estímulo nervoso desaparece, as artérias cavernosas se contraem, diminuindo o aporte de sangue para dentro do pênis. A pressão intracavernosa, então, diminuirá, abrindo os pontos de saída venosa. O fato se assemelha a uma represa que abre as comportas esvaziando seu conteúdo. O pênis detumesce, readquirindo seu estado de flacidez, e a circulação basal volta a se fazer: o sangue que entra pelas artérias corresponde ao que sai pelas veias descomprimidas.

O que pode Ocorrer nos Diabéticos

Em alguns diabéticos mal-controlados pode haver acometimento do sistema nervoso periférico, tornando lenta a condução dos estímulos eróticos, ou mesmo interrupção quase total da passagem destes

Capítulo 24 – Disfunção Erétil | **169**

estímulos elétricos. Desta forma, as artérias cavernosas deixarão de se dilatar porque não foram corretamente estimuladas. Por outro lado, existe a possibilidade de que os nervos periféricos estejam preservados e que o problema se localize nas artérias (os mal-controlados têm tendência à obstrução parcial da irrigação nos tecidos irrigados pela artéria comprometida; tanto o tecido nervoso como o arterial comprometidos impedem uma ereção perfeita.

Como Prevenir

A ereção é um fenômeno que passa obrigatoriamente pelo cérebro. Se tivermos qualquer pensamento que interfira negativamente neste processo, a liberação das substâncias vasoativas será alterada para menos. Ao contrario, se pensamentos de autoconfiança, saudáveis pensamentos eróticos e entusiasmo pela companheira forem grandes, as substâncias vasodilatadoras serão liberadas em grande escala no pênis, o tônus adrenérgico estará diminuído e o resultado será uma ereção perfeita.

O tônus adrenérgico é o estado da quantidade basal da adrenalina e noradrenalina que circula pelo organismo. Estas substâncias são as responsáveis pela contração das artérias. Quando entramos em estado de ansiedade, sensação de estresse psíquico, liberamos maior quantidade destas substâncias e, portanto, contração das artérias periféricas. Se estivermos preocupados em obter uma boa ereção, estamos colocando um grande peso em cima de nossos pênis, contraímos nossas artérias cavernosas e adeusinho para nossa ereção. O ato sexual deve ser prazeroso, fisiológico e sem medo.

O cuidado com a saúde é o passo decisivo para a prevenção e o tratamento da impotência. O diabético deve evitar o catabolismo endógeno, das deficiências de vitaminas e de gorduras elevadas no sangue (colesterol, LDL colesterol, triglicérides e homocisteina), que, quando presentes, devem ser prontamente corrigidas.

Assim, ao diabético bem controlado pode acontecer:

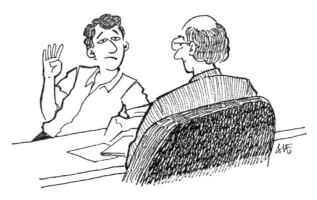

— DOUTOR, ACHO QUE MINHA DIABETE ESTÁ ME PREJUDICANDO... SÓ CONSIGO FAZER AMOR QUATRO VEZES POR DIA!

— É MESMO?... ENTÃO VAMOS FAZER O SEGUINTE: VOCÊ SENTA DESTE LADO, E ME EXPLICA COMO CONSEGUE... EU QUERO APRENDER!

Figura 29

Dianóstico

Certos testes são usados para comprovar a dificuldade de ereção. Os homens apresentam ereções espontâneas e inconscientes durante certas fases do sonho, durante o sono. A ausência destas ereções pode ser comprovada por observação direta ou por meio de aparelhos próprios. A ausência de tais ereções fala a favor de uma deficiência orgânica, quase que afastando influencias psicológicas.

A resposta artificial, procurando imitar a fisiologia, pode ser testada mediante a introdução, nos corpos cavernosos, de substâncias vasoativas dilatadoras, através de injeção realizada com agulha muito fina de insulina (seringa low-dose de 30U e agulha micro-fine): a

Capítulo 24 – *Disfunção Erétil* | **171**

presença da ereção após a introdução de tais medicamentos fala a favor da integridade do pênis. Este teste se chama teste de ereção farmacologicamente induzida.

Existem outros testes, mas basta estes para se decidir qual a melhor conduta terapêutica.

Tratamento Medicamentoso

O mais importante é restabelecer o equilíbrio metabólico, mantendo a glicemia controlada, o que se traduz pela normalização dos valores de suas hemoglobinas glicadas e de suas frutosaminas. A correção das hipovitaminoses também ajuda na restauração da potência. A correção das diminuições hormonais deve também ser feita, com exame prostático antes e dosagem do PSA total e livre.

O citrato de sildenafil mantém os níveis de óxido nítrico (potente vasodilatador) elevados nos corpos cavernosos, favorecendo e mantendo a ereção. É atualmente o primeiro passo terapêutico nas disfunções eréteis. Hoje, além do Viagra (sildenafil), temos o Cialis (tadalafila), que mantém o efeito excitatório (níveis elevados de óxido nítrico) por mais tempo.

Por outro lado, grande número de mulheres padecem de frigidez sexual, e muitas tiveram filhos e nunca souberam o que é gozar, nunca experimentaram o prazer de uma explosão de gozo. A Herba Life vai lançar um produto pesquisado em seus laboratórios que, à semelhança da sildenafil, vai provocar maior potencial excitatório nas mulheres.

Ereção Farmacologicamente Induzida

A introdução no pênis de substâncias vasoativas através de injeção de papaverina, prostaglandina, fentolamina, histamina e outras pode provocar ereções com duração de 30 minutos a duas horas, e até de quatro horas. Este tratamento tem sido bastante empregado nos diabéticos. Existem variações nas formulações.

Os pacientes, devidamente treinados pelo médico, aprendem a auto-injetarem tais substâncias imediatamente antes do ato sexual, preferencialmente com e pela companheira. Quando são diabéticos que tomam insulina, fica ainda mais fácil. Deve haver rodízio nos locais das aplicações para evitar fibrose dos corpos cavernosos. Se a ereção durar mais de 4 horas (priapismo), deverá ser vista pessoalmente pelo médico assistente.

Cirurgia

A cirurgia para a colocação das chamadas próteses penianas tem sido uma solução cada vez mais difundida e adotada para os diabéticos. As próteses são cilindros sólidos ou infláveis, cirurgicamente introduzidos em cada corpo cavernoso, de modo a deixar o pênis rígido. As próteses infláveis podem ser manualmente acionadas, tornando o pênis rígido ou flácido.

As cirurgias são facilmente realizáveis, quase sem riscos, resgatando pacientes impotentes para uma vida de plena atividade sexual. A prótese peniana está para a impotência sexual assim como o implante das lentes está para a cirurgia de cataratas. Os dois atos são artificiais, mas restabelecem o equilíbrio do paciente com a vida e com a aptidão de cada um.

PARTE IV

Complemento

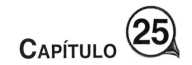

Capítulo 25

Associação de Diabéticos de Clínica Particular

Rogério F. Oliveira e Equipe

Sabendo que o conhecimento sobre a diabetes é importante para a aceitação da mesma e que o espaço das consultas e as informações obtidas por fontes diversas geralmente não tiram as dúvidas e anseios dos diabéticos e familiares, e que uma associação bem estruturada preenche esta lacuna, como tem sido demonstrado mundialmente, resolvemos criar a ADCERJ (Associação dos Diabéticos Conscientes do Estado do Rio de Janeiro), registrar a ADCERJ em nossa ONG (Saúde Conquista Diária), recolher contribuições financeiras e organizar as reuniões mensais com apresentações de diferentes temas relacionados com a diabetes e as suas soluções.

O que significa ser um *diabético consciente*?

Significa aceitar o fato de ser diabético e procurar aprofundar os conhecimentos sobre a disfunção de modo a lidar com qualquer

176 | *Eu e a Diabetes*

situação do dia-a-dia que possa atrapalhar o controle metabólico, pois assim evitará as complicações indesejáveis.

O Diabético Consciente:

1. Aceita a diabetes e procura adaptá-la, da melhor maneira possível, ao seu dia-a-dia.

2. Aonde quer que vá, leva o seu "pâncreas" na bolsa, pochete ou mochila.

3. Sabe quais são os sinais e sintomas da hiper e da hipoglicemia.

4. Realiza a monitorização da glicose no sangue ou na urina diversas vezes ao dia, onde quer que esteja, porque sabe de sua importância.

5. Aprende a ser econômico e prático em seu tratamento.

6. Aplica doses extras de insulinas rápidas ou ultra-rápidas (lispro ou aspatic), quando necessárias e conforme os resultados dos testes.

7. Previne-se contra hipoglicemias, portando açúcar, balas ou fazendo um lanche extra.

8. Não esconde de ninguém que é diabético e anda com um cartão ou outra forma de identificação.

9. Tem uma boa relação com o seu médico.

10. Conhece bem a sua diabetes, lê sobre o assunto e tira as dúvidas com a equipe de saúde, de modo a não se deixar levar por mensagens negativas ou perspectivas milagrosas de cura.

11. Elabora junto com seu médico a sua dieta, de modo que ela seja agradável.

Capítulo 25 – Associação de Diabéticos de Clínica Particular | 177

12. Saboreia bem os alimentos, mastigando-os vagorosamente.

13. Consome produtos dietéticos com moderação (pois eles também engordam) e está sempre atento aos rótulos.

14. Não fuma e consome bebidas alcoólicas moderadamente, com orientação de seu médico.

15. Toma os medicamentos que lhe fazem bem.

16. Faz atividade física diária.

17. Faz avaliação da hemoglobina glicada e da frutosamina a cada 2 a 3 meses e, caso estejam elevadas, participa com seu médico da reavaliação do seu tratamento.

18. Pertence a uma associação de diabéticos e participa de suas reuniões, dando exemplo de bom controle.

19. É otimista em relação à vida e à diabetes.

20. Procura sempre ter uma vida plena e consciente.

21. Não se sente limitado por ser diabético

22. É doce, porém feliz!

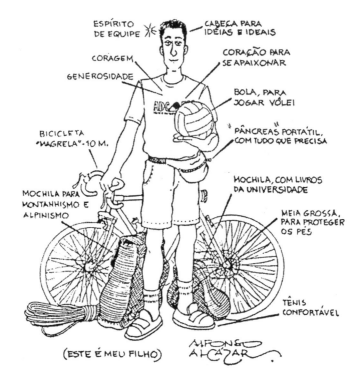

Figura 29

CAPÍTULO 26

Contagem de Carboidratos

Rogério F. Oliveira

Todos os pacientes diabéticos podem utilizar o método de Contagem de Carboidratos, que deve ser adequado para cada caso.

Os carboidratos são os nutrientes que alteram mais a glicemia após as refeições (cerca de 100% do ingerido), enquanto as proteínas (60% do ingerido) e as gorduras (só correspondem a 10% do ingerido) vão agir mais lentamente; as proteínas vão levar até quatro horas para se transformar em glicose e a gordura pode atrasar a liberação de glicose para o sangue.

Os objetivos da contagem de carboidratos são os mesmos quer você tenha diabetes tipo 1 ou tipo 2, e são:

1. Fornecer a quantidade adequada de calorias, com base na idade, sexo, peso, altura, atividade física, hábitos alimentares e IMC (índice de Massa Corporal). A tabela de carboidratos,

180 | *Eu e a Diabetes*

com a tabela de calorias por cada medida caseira dos alimentos, ajudará a manter, ganhar ou perder peso, segundo a prescrição do total de calorias por dia.

2. Permitir aos diabéticos um melhor controle escolhendo os alimentos de sua preferência.

3. As informações nutricionais dos alimentos dizem o quanto de carboidratos e o quanto de calorias existem em cada porção. Uma boa opção é o Manual de Contagem de Carboidratos da Sociedade Brasileira de Diabetes, a do laboratório Aventis Pharma e a da Medtronic. Para uma pesquisa mais detalhada, temos o livro "Tabela da Composição Química dos Alimentos", de Guilherme Franco.

4. Ter sempre em mãos o seu Manual de Contagem de Carboidratos a fim de treinar os olhos e a memória. Mesmo depois de treinado, recicle seus conhecimentos para evitar erros desnecessários. Lembre-se, seu corpo agradece se você ajudá-lo.

5. Nas duas semanas iniciais do uso da contagem de carboidratos é útil determinar sua glicemia antes e duas horas após as refeições.

Se você utiliza doses múltiplas de insulina ou bomba de infusão, você terá que definir qual a sua razão "insulina : carboidratos", isto é, quantas unidades de insulina ultra-rápida você precisará para metabolizar as gramas de carboidratos que você vai ingerir. A quantidade de insulina ultra-lenta (glargina) ou a quantidade de infusão contínua da bomba não deverão ser mexidas. Podemos definir esta razão partindo de seu peso corporal, como é mostrado abaixo:

Capítulo 26 – Contagem de Carboidratos | 181

Peso (Kg)	Razão (1U para X g de Carboidratos)
50-58	1:15
59-63	1:14
63-68	1:13
68-77	1:12
77-82	1:11
82-86	1:10
86-91	1:9
91-100	1:8
acima de 100	1:7

Se você tiver a glicemia elevada antes da refeição, tome 1U da insulina ultra-rápida para cada 50mg acima de 100mg/dl mais a razão do que você vai comer.

Assim, se você tem 70Kg de peso, se sua glicemia antes do almoço deu 200mg/dl e vai comer 51g de hidratos de carbono = 2U + 51/12 = 4.25 = 2 + 4 (ajustar sempre por baixo) = 6U.

Só aplique a insulina quando a comida estiver em sua frente, principalmente em restaurantes que habitualmente demoram a comandar os pratos pedidos. Você deve determinar sua glicemia e contabilizar as gramas de carboidratos e de calorias com o prato em sua frente. Isto é muito fácil com qualquer método de aplicação de insulina e de determinação de sua glicemia. Não se envergonhe e mostre orgulhosamente que você é um diabético consciente e bem-controlado.

182 | *Eu e a Diabetes*

A maioria das bebidas alcoólicas tem poucos gramas de CHO, mas muito de calorias. Poderão ser utilizadas de acordo com a autorização de seu médico/nutricionista, e contabilizando as calorias para diminuir das calorias que você tem direito por dia.

Com um controle rígido da sua diabetes, importante para evitar as complicações crônicas degenerativas, é freqüente você ter hipoglicemias. Com as insulinas ultra-rápidas e sem picos, as hipoglicemias são facilmente percebidas e não devem ser supertratadas com grande ingesta alimentar, com ganho de peso e com hiperglicemia pós hipoglicemia. Por isso, o tratamento correto da hipoglicemia começa sabendo reconhecer os sintomas, checando a glicemia e seguir os seguintes passos:

Sintomas de hipoglicemia – medir a glicemia – hipoglicemia < 70 mg/dl – 15 g de Carboidratos (1 c. sopa de açúcar – a melhor e a mais rápida opção – ou 3 balas de caramelo, ou 150 ml de suco de laranja ou 150 ml de refrigerante comum) – esperar 10 minutos e medir a glicemia novamente – hipo tratada (parabéns, analise depois a causa da hipo), ou ainda em hipo – repetir a operação.A hipoglicemia leva a uma fome voraz, e se não quisermos aumentar de peso pelas hipoglicemias, devemos tomar açúcar que deve ser transportado em um pequeno vidro em nosso bolso sempre ao nosso alcance.

Lembre-se: os resultados de suas glicemias são uma ferramenta de trabalho e não devem ser usados para você se torturar, mas para continuar a fazer os ajustes. Aprenda o que você puder de cada situação e ponha em prática. Eu mesmo, diabético há 70 anos sem complicações continuo aprendendo no dia-a-dia.

Os diabéticos tipo 2 que também desejarem utilizar a contagem de CHO deverão manter o VCT (valor calórico total) de sua dieta e determinar sua glicemia antes da refeição "pecaminosa" e fazer o

Capítulo 26 – Contagem de Carboidratos | 183

mesmo esquema de insulina ultra-rápida pela glicemia antes e pelo que vai comer. Os hipoglicemiantes orais deverão ser mantidos.

Quando os resultados não forem os esperados com as glicadas elevadas (hemoglobina glicada e frutosamina), devemos aconselhar a colocar o CGMS (sistema contínuo de monitorização da glicemia) e vermos como se comporta o gráfico de nossas glicemias por três dias. Mostrará como anda o nosso controle, e a necessidade de modificar alguma coisa em nosso esquema ou se chegou o momento de utilizar-mos insulina para nosso benefício.

Os tratamentos que proporcionarem maior liberdade dietética trarão importantes benefícios em termos de qualidade de vida, advindo daí melhor controle metabólico. Eu, depois que fiquei dono do meu nariz, sempre fiz uma alimentação mais liberal, pagando a entrada usando mais insulina rápida conforme o caso.

Damos abaixo uma tabela dos principais alimentos, por ordem alfabética, para nos ajudar:

Alimento	Medida Caseira	Peso (g ou ml)	Carboidratos	Calorias
Abacate (picado)	1 colher de sopa cheia	45	2,88	79,56
Abacaxi	1 fatia média	75	10,28	43,65
Abacaxi em calda	1 fatia média	75	22,33	91,85
Abacaxi, suco de	1 copo duplo cheio	240	31,2	129,84
Abóbora d´água (picada)	1 colher de sopa cheia	36	1,64	10,32
Abóbora doce (picada)	1 colher de sopa cheia	36	4,39	20,27
Abóbora moranga (picada)	1 colher de sopa cheia	36	0,97	6,78
Abobrinha cozida	1 colher de sopa cheia	30	3	17
Açafrão em pó	1 colher de sopa cheia	16	11,54	57,52

184 | *Eu e a Diabetes*

Alimento	Medida Caseira	Peso (g ou ml)	Carboidratos	Calorias
Açaí	1 porção	200	33	162
Açaí, suco de	1 copo duplo cheio	240	72	437,76
Acarajé	1 unidade média	100	23,3	286
Acelga (picada)	1 colher de sopa cheia	6	0,22	1,44
Acém gordo cozido	1 pedaço médio	35	0	111,69
Acém magro cozido	1 pedaço médio	35	0	71,93
Acerola	1 unidade	12	0,88	3,82
Acerola, suco de	1 copo	200	5	25
Acerola com laranja, suco de	1 copo	200	25	113
Açúcar branco refinado	1 colher de sopa cheia	30	29,85	119,4
Açúcar cristal	1 colher de sopa cheia	24	23,88	95,52
Açúcar mascavo	1 colher de sopa cheia	19	17,21	70,02
Ades®	1 xícara de chá	200	8	87
Água-de-coco	1 copo	200	8	40
Aguardente	1 copo americano	100	40	280
Agrião (picado)	1 colher de sopa cheia	7	0,23	1,59
Aipim cozido	1 pedaço médio	100	28,9	119,8
Aipo inteiro (picado)	1 colher de sopa cheia	10	0,33	1,76
Alcachofra cozida	1 unidade média	100	10,32	52,01
Alcaparra	1 colher de sopa cheia	27	1,31	9,51
Alcatra magra assada ou grelhada	1 bife médio	100	0	200,10
Alcatra gorda assada ou grelhada	1 bife médio	100	0	340.1
Alface	1 prato de sobremesa cheio	30	1	6
Alfavaca	1 folha média	10	0,35	2,19
Alfavaca em pó	1 colher de sopa cheia	16	7,2	48,8

Capítulo 26 – Contagem de Carboidratos | 185

Alimento	Medida Caseira	Peso (g ou ml)	Carboidratos	Calorias
Alho-poró	1 dente grande	5	1,65	8,11
Alho-poró	1 colher de sopa cheia	10	0,75	4,32
All Bran®	1 colher de sopa cheia	5	2,17	12,81
Almeirão cru (picado)	1 colher de sopa cheia	10	0,47	2,83
Almôndega de frango	1 unidade media	30	1	55
Almôndega de peru	1 unidade media	30	0	46.5
Almôndega de carne	1 unidade media	30	2	65
Ambrosia	1 porção	200	87	418
Ameixa-preta em calda	1 unidade média	42	5,46	25,53
Ameixa-preta seca	1 unidade média	5	3,14	13,3
Ameixa seca	1 unidade média	5	2,16	9,3
Ameixa, passa de	1 colher de sopa cheia	15	10,41	43,83
Amêndoa	1 unidade média	1	0,2	6,4
Amendoim	1 colher de sopa cheia	17	1,02	97,46
Amido de arroz	1 colher de sopa cheia	20	17,4	70,36
Amido de milho	1 colher de sopa cheia	20	17	68,84
Amora (branca, preta e vermelha)	1 unidade	8	1,01	4,85
Amora, geléia de	1 colher de sopa cheia	40	22,96	93,38
Angu	1 colher de sopa cheia	35	9,17	43,51
Arroz à grega	1 colher de sopa cheia	25	7	35
Arroz branco cozido	1 colher de sopa cheia	25	6,05	26,43
Arroz carreteiro	1 colher de sopa cheia	25	4	27
Arroz com lentilha	1 colher de sopa cheia	25	6	48
Arroz-doce	1 colher de sopa cheia	40	13,22	65,5
Arroz integral com sal	1 colher de sopa cheia	20	5,1	23,48
Arroz, bolinho frito de	1 unidade	40	15,4	94,08
Arroz, farinha de	1 colher de sopa cheia	17	13,55	60,01

186 | *Eu e a Diabetes*

Alimento	Medida Caseira	Peso (g ou ml)	Carboidratos	Calorias
Arroz, flocos de	1 colher de sopa cheia	14	11,05	48,68
Aspargo cozido com sal	1 unidade	7,5	0,33	2,31
Atum em água	1 colher de sopa	20	0	25
Atum em óleo	1 colher de sopa	20	0	46
Aveia, farinha de (crua)	1 colher de sopa cheia	18	10,85	67,28
Aveia, flocos cozidos de	1 colher de sopa cheia	15	1,73	9,26
Avelã	1 unidade	1	0,08	6,33
Azeite de dendê industrializado	1 colher de sopa	8	0	71,35
Azeite de oliva (extra)	1 colher de sopa	8	0	72
Azeitona preta	1 unidade	3	0,13	7,47
Azeitona verde	1 unidade	4	0,46	11,97
Bacalhau fresco (desfiado)	1 colher de sopa cheia	15	0	11,07
Bacalhau seco (desfiado)	1 colher de sopa cheia	15	0	24,77
Bacon	1 fatia média	15	0,15	99,2
Baconzitos®	1 pacote pequeno	55	34	260
Bacuri	1 filé média	100	25	125,2
Badejo cozido	1 filé médio	100	0	132,12
Bala de caramelo ou chocolate	1 unidade	5	4,14	20,67
Bambu, brotos de	1 pires de chá	10	0,61	3,54
Banana-caturra	1 unidade média	30	6,6	28,5
Banana-maçã	1 unidade média	65	17,19	73,95
Banana-ouro	1 unidade média	40	14,72	63,42
Banana-prata	1 unidade média	40	9,12	39,64
Banana frita	1 unidade média	45	19,58	141,93
Banana-da-terra crua	1 unidade média	31	8,25	36,27

Capítulo 26 – Contagem de Carboidratos | 187

Alimento	Medida Caseira	Peso (g ou ml)	Carboidratos	Calorias
Banha de galinha	1 colher de sopa	10	0	89,85
Banha-de-porco	1 colher de sopa	10	0	90
Barra de cereais diet	1 unidade	25	15	67
Barra de cereais light	1 unidade	25	16,4	75
Barra de cereais	1 unidade	25	18	97
Batata, amido de	1 colher de sopa	16	12,91	52,92
Batata assada sem casca e sem sal (picada)	1 colher de sopa cheia	30	6,47	28,49
Batata chips com sal (em pacote)	1 unidade	1,3	0,67	7,17
Batata cozida sem casca e sem sal (picada)	1 colher de sopa cheia	30	6	26,33
Batata-doce assada com casca (picada)	1 colher de sopa cheia	42	10,19	44,08
Batata ensopada (picada)	1 colher de sopa cheia	30	4,5	32,7
Batata, fécula de	1 colher de sopa cheia	20	16,42	65,94
Batata frita	1 colher de sopa cheia	25	9	70
Batata-baroa ou mandioquinha (picada)	1 colher de sopa cheia	35	10,22	43,93
Batata-doce amarela assada (picada)	1 colher de sopa cheia	30	10,34	43,04
Batata-doce branca cozida (picada)	1 colher de sopa cheia	30	8,37	37,53
Batata-doce, doce de	1 colher de sopa cheia	40	23,6	97,6
Batata Pringles®	1 unidade	0	1	11
Batata Ruffles®	1 pacote pequeno	30	13	150
Batida de fruta	1 copo	200	53	256
Baton® Garoto	1 unidade	30	17,7	167,99
Bebida energética Red Bull®	1 latinha	250	28,5	112

Eu e a Diabetes

Alimento	Medida Caseira	Peso (g ou ml)	Carboidratos	Calorias
Beijinho-de-coco	1 unidade média	25	16,59	115,94
Beirute de frango com queijo e maionese	1 unidade	240	34	469
Berinjela cozida sem sal	1 colher de sopa cheia	25	1,66	7,99
Beterraba cozida (picada)	1 colher de sopa cheia	20	1,34	6,29
Bife à milanesa	1 unidade média	80	5,97	229,55
Bife à parmegiana	1 unidade média	150	12,69	490,41
Bife de boi	1 unidade média	100	0	380,05
Bife de fígado frito	1 unidade média	100	5,3	222,2
Big Mac®	1 unidade	198	48	587
Bis®	1 unidade	7,5	4,73	37,09
Biscoito Club Social®	1 pacotinho	31	21	144
Biscoito de água e sal	1 unidade	8	6,1	32,23
Biscoito de aveia e mel	1 unidade	6	4,16	29,05
Biscoito Bono® Chocolat e Nestlé	1 unidade	13	8,50	62,41
Biscoito caseiro	1 unidade	10	4,6	36,9
Biscoito de Champagne	1 unidade	8	6	32
Biscoito de Coco® Nestlé	1 unidade	8	5,58	36,3
Biscoito de polvilho (rosquinha)	1 unidade	3	2,39	12,63
Biscoito Deditos®	1 unidade	5	3,37	25
Biscoito Goiabinha®	1 unidade	11	9	48
Biscoito Grissini®	1 porção	30	22	119
Biscoito Leite® Nestlé	1 unidade	8	5,43	37,62
Biscoito Maçã e Canela® Nestlé	1 unidade	10	6,87	45,62
Biscoito Maisena® Nestlé	1 unidade	5	3,79	22,51
Biscoito Maria® Nestlé	1 unidade	6	4,37	26,48

Capítulo 26 – Contagem de Carboidratos | 189

Alimento	Medida Caseira	Peso (g ou ml)	Carboidratos	Calorias
Biscoito Milho Verde® Nestlé	1 unidade	6	4,19	27,2
Biscoito Passatempo® Recheado Nestlé	1 unidade	15	9,57	72,78
Biscoito Passatempo® sem recheio	1 unidade	6	4,12	29,43
Biscoito Petit four	1 unidade	5	3	25
Biscoito Prestígio® Recheado Nestlé	1 unidade	15	9,92	72,18
Biscoito recheado	1 unidade	13	9	63,38
Biscoito Salclic	1 unidade	5	3,11	24,66
Biscoito Sequilho	1 unidade pequena	3	2	13
Biscoito Suíço Avelã® Nestlé	1 unidade	13	6,89	70,2
Biscoito cookies	1 unidade	16	10,94	79,2
Biscoito Tostines®	1 unidade	8	4,82	41,12
Biscoito Tostines® Recheados Chocolate	1 unidade	13	8,27	63,86
Biscoito Tostines® Rosquinha de Coco	1 unidade	10	6,49	47,48
Biscoito Tostines® Salgados Cream Cracker	1 unidade	8	5,33	35,21
Biscoito Tostines® Surpresa Fun	1 unidade	8	5,56	37,21
Biscoito Tostines® Wafer	1 unidade	8	5,53	41,24
Biscoito Vita® Cracker	1 unidade	6	3,84	28,77
Biscoito de farinha integral	1 unidade	10	6,82	43,06
Biscoitos de glúten a 40%	1 unidade	10	2,64	13,41

190 | *Eu e a Diabetes*

Alimento	Medida Caseira	Peso (g ou ml)	Carboidratos	Calorias
Biscoitos de glúten puro	1 unidade	10	7,95	34,06
Biscoitos doces	1 unidade	8	5,38	30,31
Bisnaguinha	1 unidade	16	9	48
Blanquet de peru	1 fatia média	15	0,22	19,15
Bliss® Coco	1 unidade	200	34,2	189
Bliss® Limão	1 unidade	200	12	48
Bliss® Maracujá	1 unidade	200	35,2	191,20
Bobó de Camarão	1 colher de sopa cheia	28	6	46
Bolinha de queijo	1 unidade pequena	10	1	27
Bolinho de aipim com carne seca	1 unidade media	45	12	86
Bolinho de arroz	1 unidade média	40	15	94
Bolinho de bacalhau	1 unidade grande	60	14	283
Bolinho de bacalhau festa	1 unidade	7	2	20
Bolo comum com glace	1 fatia média	60	37,32	221,46
Bolo comum sem glacê	1 fatia média	100	53,1	360,4
Bolo de banana	1 fatia média	70	33,37	211,25
Bolo de cenoura	1 fatia média	60	38,56	227,4
Bolo de chocolate sem glacê	1 fatia média	60	30,3	219,36
Bolo de fubá	1 fatia fina	30	14	136
Bolo simples	1 fatia fina	60	33,12	212,10
Bomba de chocolate	1 unidade	50	17	96
Bombom Alpino® Nestlé	1 unidade	15	9,46	79,96
Bombom Banana Garoto®	1 unidade	15	9,9	59,63
Bombom Caramelo e Coco Garoto®	1 unidade	15	9,6	73,14

Capítulo 26 – Contagem de Carboidratos | 191

Alimento	Medida Caseira	Peso (g ou ml)	Carboidratos	Calorias
Bombom Charge® Nestlé	1 unidade	15	8,73	80,85
Bombom Chokito® Nestlé	1 unidade	32	25	141,61
Bombom Serenata de Amor®	1 unidade	20	12	107
Bombom Sonho de Valsa®	1 unidade	22	13,02	113,23
Bran Flakes®	1 colher de sopa cheia	5	3,67	16,66
Brigadeiro	1 unidade média	15	9,3	60,26
Broa de fubá	1 fatia média	60	30	154,26
Brócolis cozido (picado)	1 colher de sopa cheia	10	0,56	3,67
Cachorro-quente	1 unidade	125	25,3	398,06
Café com leite sem açúcar	1 xícara de chá	200	7,34	88,58
Café com leite	1 xícara de chá	200	17,28	128,34
Café sem açúcar	1 cafezinho	50	0	0
Café solúvel	1 colher de sopa cheia	4	1,4	5,6
Caipirinha com açúcar	1 copo	200	33	187
Caipirinha sem açúcar	1 copo	200	18	126
Cajamanga	1 unidade média	55	7	29
Caju	1 unidade média	50	5	22
Caju, suco de	1 copo duplo cheio	240	24,62	125,38
Cajuzinho	1 unidade média	25	12,72	105,67
Caldeirada de frutos do mar	1 porçãO	100	28	446
Caldo-de-cana	1 copo duplo cheio	240	163,2	652,8
Caldo de carne	1 unidade	23	0,02	3,91
Caldo de galinha	1 concha média cheia	130	0	72,44
Camarão cozido	1 unidade média	30	0	25

192 | Eu e a Diabetes

Alimento	Medida Caseira	Peso (g ou ml)	Carboidratos	Calorias
Camarão frito	1 unidade média	30	0	48
Canelone de frango com molho de tomate	1 unidade	45	9	87
Canja de galinha	1 concha média cheia	130	9,36	65,65
Canjica	1 concha média cheia	120	84	435,96
Cappeleti de presunto	1 escumadeira	50	25	143
Cappuccino	1 colher de chá cheia	8	3	20
Caqui	1 unidade média	110	20,45	86,23
Cará	1 unidade media	30	8	36
Carambola	1 unidade	130	10,18	47,62
Caranguejo em conserva	1 colher de sopa cheia	20	0,14	15,9
Carne de aves frita	1 sobrecoxa média	65	1,89	156,39
Carne de boi cozida	1 pedaço médio	35	0	72,55
Carne de boi moída	1 colher de sopa cheia	25	0,46	48,81
Carne de boi (costela cozida)	1 pedaço médio	40	0	120,80
Carne de cabrito gorda	1 pedaço médio	35	0	123,34
Carne de carneiro (lombo)	1 pedaço médio	50	0	180,95
Carne de cordeiro magra	1 pedaço médio	40	0	65,08
Carne de porco assada	1 pedaço médio	90	0	309,18
Carne de porco cozida	1 pedaço médio	90	0	327,27
Carne-seca cozida	1 pedaço médio	65	0	237,38
Carne vegetal (de soja)	1 colher de sopa cheia	25	2,18	29
Carpa assada	1 filé médio	100	0	109,9
Castanha de caju	1 unidade média	2,5	0,66	15,22
Castanha-do-pará	1 unidade média	4	0,28	27,96
Castanha portuguesa	1 unidade	10	5	21

Capítulo 26 – Contagem de Carboidratos | 193

Alimento	Medida Caseira	Peso (g ou ml)	Carboidratos	Calorias
Catalônia cozida	1 colher de sopa rasa	20	1.5	18
Catchup de tomate	1 colher de sopa cheia	20	5,08	22,64
Catupiry	1 fatia média	35	0	88,03
Cebola cozida (picada)	1 colher de sopa cheia	10	0,49	4,06
Cebola crua (picada)	1 colher de sopa cheia	10	0,73	3,63
Cebolinha crua (picada)	1 colher de sopa cheia	8	0,3	2,54
Cenoura cozida (picada)	1 colher de sopa cheia	40	2,56	13
Centeio, farinha clara de (picada)	1 colher de sopa cheia	25	19,48	89,55
Cereal de Arroz Nestlé®	1 barra	25	20,63	91,63
Cereja	1 unidade média	30	6,84	29,07
Cerveja com álcool	1 tulipa	290	11	122
Cerveja light	1 tulipa	290	12	77
Cerveja sem álcool	1 tulipa	290	13	77
Cevada, infuso de	1 colher de sopa cheia	16	0,43	1,92
Chá prep. instant. sem açúcar	1 xícara de chá	200	0,8	4
Chá (infusão sem açúcar)	1 xícara de chá	200	0,8	4
Champanhe	1 taça	100	2,5	10,68
Champanhe do tipo sidra	1 taça	100	12,5	50,4
Chandelle chocolate	1 potinho	110	22,3	169,16
Chantilly	1 colher de sopa cheia	25	5,55	113,05
Charuto de folha de uva	1 unidade	15	1	15
Charuto de repolho	1 unidade	15	1	10
Cheeseburger	1 unidade	140	40,26	358,2
Cheetos®	1 pacote pequeno	30	20	150
Chiclete	1 unidade	10	10	40
Choco Krispies®	1 colher de sopa cheia	14	12	56

194 | *Eu e a Diabetes*

Alimento	Medida Caseira	Peso (g ou ml)	Carboidratos	Calorias
Chocolate ao leite	1 barra grande	180	102,42	988,38
Chocolate em pó	1 colher de sopa cheia	16	7,47	81,59
Chocolate, fondant de	1 colher de sopa cheia	20	18,2	72,8
Chocotone®	1 fatia	40	23,5	175
Chokito®	1 unidade	32	25	140
Chopp	1 tulipa	290	11	122
Chouriço	1 gomo	60	0,77	224,33
Chuchu cozido (picado)	1 colher de sopa cheia	20	1,85	8,69
Churrasco de vaca/porco	1 colher de sopa cheia	25	1,6	42,27
Coalhada	1 colher de sopa cheia	30	1,83	77,07
Cobertura de Chocolate ao Leite Garoto®	1 colher de sopa cheia	25	14	140,49
Coca-Cola®	1 copo duplo cheio	240	24	96
Cocada	1 unidade	70	37,24	405,37
Coco, leite de (enlatado)	1 copo duplo cheio	240	6,74	507,10
Coco ralado seco	1 colher de sopa cheia	9	2,2	63,53
Coentro	1 colher de sopa cheia	27	7,21	79,16
Cogumelo em conserva	1 colher de sopa cheia	27	0,65	4,89
Colorau	1 colher de sopa cheia	16	5,33	40,5
Cominho em pó	1 colher de sopa cheia	16	2,88	61,28
Confete®	1 porçao	30	24	140
Conhaque	1 dose	50	0,4	1,6
Coração de galinha	1 unidade média	5	0	6,62
Corn Flakes	1 colher de sopa cheia	4	3,32	14,34
Couve Bruxelas cozida	1 escumadeira	50	4	23
Couve crua	1 folha média	20	2	11,91
Couve-flor à milanesa	1 ramo médio	90	10,81	136,36
Couve-flor cozida	1 ramo médio	60	2,77	16,49

Capítulo 26 – Contagem de Carboidratos | 195

Alimento	Medida Caseira	Peso (g ou ml)	Carboidratos	Calorias
Couve manteiga refogada	1 colher de sopa cheia	20	3	29
Coxa de frango	1 unidade média	40	0	50,68
Coxa e sobrecoxa com pele (assado)	1 unidade média	65	0	79
Coxão mole/duro	1 pedaço médio	35	0	88,55
Coxinha	1 unidade média	50	18	221
Coxinha festa	1 unidade	10	4	44
Creme de espinafre	1 colher de sopa cheia	35	4	46
Creme de leite	1 colher de sopa rasa	15	0,55	29,86
Cremogema®	1 colher de sopa cheia	20	18	72,12
Croissant	1 unidade média	40	19	165
Croissant com queijo	1 unidade média	80	32	328
Croquete	1 unidade grande	55	21	190
Croquete festa	1 unidade	10	4	35
Crótons	1 colher de sopa	4	2	8
Curau	1 porção media	100	16	103
Curry	1 colher de sopa cheia	9	4,72	34,52
Cuzcuz de milho salgado	1 fatia pequena	85	34	161
Damasco	1 unidade	10	1,11	5,36
Damasco, geléia de	1 colher de sopa cheia	34	22,09	89,2
Diamante Negro®	1 unidade	30	19	160
Dobradinha	1 colher de sopa cheia	35	0	33,08
Doce de abóbora com coco	1 colher de sopa rasa	20	9	41
Doce de coco	1 colher de sopa cheia	50	29,23	234,72
Doce de goiaba	1 colher de sopa cheia	50	21,28	86,42
Doce de leite	1 colher de sopa cheia	40	21,89	115,95
Doce de limão	1 colher de sopa cheia	50	26,8	107,2

196 | *Eu e a Diabetes*

Alimento	Medida Caseira	Peso (g ou ml)	Carboidratos	Calorias
Doce de manga	1 colher de sopa cheia	50	26,8	107,2
Doriana® Cremosa	1 colher de sopa cheia	32	0,03	201,86
Doriana® Light	1 colher de sopa cheia	32	0	109,44
Doritos®	1 pacote pequeno	30	20	140
Dropes comuns	1 unidade	3	2,68	10,71
Empada	1 unidade media	55	18	256
Empada festa	1 unidade pequena	12	4	56
Empadão	1 fatia média	110	37	513
Enrolado de salsicha	1 unidade média	27	3	79,12
Ervilha em conserva	1 colher de sopa cheia	30	2,77	17,78
Ervilha verde cozida	1 colher de sopa cheia	27	3,27	21,28
Escarola	1 colher de sopa cheia	20	0,64	4,2
Esfirra fechada	1 unidade grande	80	30	203
Esfirra aberta	1 unidade pequena	60	11	78
Espinafre cru	1 colher de sopa cheia	20	0,52	4,46
Extrato Elefante Cica®	1 colher de sopa cheia	25	3,13	16,75
Extrato de malte	1 colher de sopa cheia	15	9,75	42
Fandangos®	1 pacote pequeno	30	22	138
Fanta	1 copo duplo cheio	240	34,8	139,2
Farinha de arroz	1 colher de sopa cheia	17	14,55	62,78
Farinha de centeio integral	1 colher de sopa cheia	15	11,01	53,6
Farinha de mandioca	1 colher de sopa cheia	16	13,32	54,72
Farinha de milho	1 colher de sopa cheia	15	11,52	54,27
Farinha de milho integral	1 colher d sopa cheia	9	6,45	31,81
Farinha de rosca	1 colher de sopa cheia	15	11,04	60,99
Farinha de trigo	1 colher de sopa cheia	20	15,22	71,08
Farinha Láctea®	1 colher de sopa cheia	20	15	85

Capítulo 26 – Contagem de Carboidratos | **197**

Alimento	Medida Caseira	Peso (g ou ml)	Carboidratos	Calorias
Feijão preto cozido	1 colher de sopa cheia	17	2,07	11,75
Feijoada caseira	1 concha média cheia	225	23,63	346,05
Fígado de galinha cru	1 unidade média	100	2,4	137
Figo	1 unidade média	55	10,55	45,33
Figo cristalizado	1 unidade média	55	40,54	170,83
Filé de boi magro	1 unidade média	100	0	150
Filé de frango à milanesa	1 unidade média	120	18	372
Filé de frango grelhado	1 unidade média	120	0	144
Filé de pescada à milanesa	1 unidade média	120	18	319
Filé de pescada grelhado	1 filé médio	120	0	118
Flan	1 unidade	40	15	116
Flocos de milho	1 colher de sopa cheia	10	8,61	37,95
Foundue de queijo	1 colher de sopa cheia	30	0	80
Framboesa	1 unidade média	15	1,89	8,43
Framboesa, doce em pasta	1 colher de sopa cheia	50	35,23	143,03
Framboesa, geléia de	1 colher de sopa cheia	34	24	97,43
Framboesa, suco de	1 copo duplo cheio	240	18,02	77,09
Frango à milanesa	1 filé médio	140	20,72	435,72
Frango, asa frita de	1 unidade média	40	0	57,88
Frango assado	1 sobrecoxa média	65	0	122,99
Frango cozido	1 sobrecoxa média	65	0	131,27
Fruta-de-conde, ata ou pinha	1 unidade média	60	8,54	40,9
Frutas cristalizadas industrializadas	1 colher de sopa cheia	15	11,84	47,9
Frutess®	1 copo	200	30,7	132

198 | *Eu e a Diabetes*

Alimento	Medida Caseira	Peso (g ou ml)	Carboidratos	Calorias
Fubá	1 colher de sopa cheia	20	15,68	71,2
Galak®	1 unidade	30	15,4	168
Gatorade	1 copo duplo cheio	240	14,4	57,6
Gelatina de frutas em pó	1 colher de sopa cheia	25	22	97,4
Gelatina diet em pó	1 colher de sopa cheia	14	0,07	1,25
Gelatina em pó com açúcar	1 colher de sopa cheia	14	12,42	54,94
Geléia de frutas	1 colher de sopa cheia	30	18,48	74,31
Geléia de mocotó	1 colher de sopa cheia	40	12	64
Geléia de mocotó dietética	1 colher de sopa cheia	40	1,6	22,4
Gengibre em pó	1 colher de sopa cheia	15	10,86	51,92
Gim	1 taça	59	21,5	150
Goiaba	1 unidade média	170	20,2	95,54
Goiabada	1 fatia pequena	40	30	121
Gordura Vegetal Hidrogenada Saúde®	1 colher de sopa cheia	14	0	126
Granola	1 colher de sopa cheia	11	7,35	51,11
Grão-de-bico cozido	1 colher de sopa cheia	22	3,89	25,3
Graviola	1 unidade grande	100	15	67
Graviola, suco de	1 copo	200	7	35
Guaraná refrigerante	1 copo duplo cheio	240	19,2	76,8
Hambúrguer assado	1 unidade	56	0	104
Hambúrguer de frango	1 unidade	56	0	105
Hambúrguer (sanduíche)	1 unidade média	56	18	135,09
Herbalife® de baunilha	1 colher de sopa cheia	15	6,6	51
Hipoglosso (peixe) cozido	1 filé médio	100	0	126,8
Hortelã, folhas de	1 colher de sopa cheia	10	0,54	3,99

Capítulo 26 – Contagem de Carboidratos | 199

Alimento	Medida Caseira	Peso (g ou ml)	Carboidratos	Calorias
Inhame (picado)	1 colher de sopa cheia	35	5,11	23,17
Iogurte	1 unidade média	140	21,7	107,66
Iogurte com cereal	1 copo	135	23	155
Iogurte com frutas light	1 copo	150	9.5	70
Iogurte com frutas	1 copo	200	29	191
Iogurte com geléia	1 copo	150	29.6	168
Iogurte com geléia light	1 copo	130	14.7	85
Iogurte com mel	1 copo	200	36	225
Iogurte garrafinha	1 garrafinha	200	33	185
Iogurte natural desnatado	1 copo	185	12	85
Iogurte natural integral	1 copo	200	10	142
Iogurte Neston®	1 garrafinha	200	30	186
Iogurte Ninho Soleil®	1 garrafinha	200	35.5	208
Iogurte petit suisse	1 unidade	45	9	71
Jaboticaba	1 unidade	5	0,56	2,35
Jaca, polpa de	1 colher sopa cheia	15	1,5	7,73
Jambo	1 unidade média	40	5,12	22,48
Jamelão	1 unidade média	10	1,56	6,66
Jiló	1 colher de sopa cheia	60	4,2	26,10
Karo®	1 colher de sopa cheia	15	10,9	43,61
Kiwi	1 unidade média	76	11,31	51,25
Lagosta cozida (picada)	1 colher de sopa cheia	20	0	19,72
Laranja	1 unidade média	180	21,15	93,31
Laranja lima	1 unidade média	90	9	37
Laranja, suco de (envasado)	1 copo duplo cheio	240	26,26	116,5
Laranja, suco de (fresco)	1 copo duplo cheio	240	31,44	140,16

200 | *Eu e a Diabetes*

Alimento	Medida Caseira	Peso (g ou ml)	Carboidratos	Calorias
Lasanha à bolonhesa	1 pedaço médio	190	30,15	397,14
Lc1®	1 unidade	80	8.8	55
Leite com chocolate longa vida	1 copo	200	29.4	163
Leite condensado	1 colher de sopa cheia	15	8,16	49,13
Leite de cabra	1 copo duplo cheio	240	12,48	220,8
Leite de cabra integral	1 copo duplo cheio	240	10,68	166,32
Leite de soja	1 copo duplo cheio	240	5,28	86,16
Leite de soja light	1 copo	200	10	72
Leite de vaca desnatado	1 copo duplo cheio	240	12	84,72
Leite de vaca in natura	1 copo duplo cheio	240	12	153,36
Leite de vaca integral pasteurizado	1 copo duplo cheio	240	11,76	146,4
Leite de vaca semidesnatado	1 copo	240	12	111
Leite em pó instantâneo	1 copo duplo cheio	16	8,35	56,95
Leite tipo C	1 copo duplo cheio	240	11,52	119,52
Lentilha cozida	1 colher de sopa cheia	18	3,47	19,51
Licor	1 taça	30	16	116
Limão	1 colher de sopa cheia	15	1,4	6,66
Limão, geléia de	1 colher de sopa cheia	35	21,52	86,96
Limonada	1 copo duplo cheio	240	25,2	100,8
Língua de boi cozida	1 fatia média	30	0,12	71,37
Linguado assado	1 filé médio	100	0	80,5
Lingüiça de vaca/porco	1 gomo	60	1,62	235,35
Lombo de boi assado	1 pedaço médio	50	0	145
Lombo de porco assado	1 pedaço médio	50	0	156,19
Maçã com casca	1 unidade média	130	19,83	84,5

Capítulo 26 – Contagem de Carboidratos | 201

Alimento	Medida Caseira	Peso (g ou ml)	Carboidratos	Calorias
Maçã, suco de	1 copo duplo cheio	240	25,9	119,66
Macarrão à bolonhesa	1 escumadeira	50	10,22	62,19
Macarrão caseiro cozido	1 escumadeira	50	11,15	52,3
Macarrão com ovos cozido	1 escumadeira	50	9,7	48
Macarrão Instantâneo Lámen Queijo	1 pacote	80	47,43	Maggi 348,82
Maionese	1 colher de sopa cheia	27	0,16	179,47
Maionese light	1 colher de sopa cheia	27	2,16	90,27
Maionese de legumes	1 colher de sopa cheia	38	6	51
Maisena®	1 colher de sopa cheia	20	16,06	69,06
Mamão c/ laranja, suco de	1 copo	200	27	110
Mamão formosa	1 fatia media	170	14	61
Mamão papaia	Meia unidade	112	11	48,2
Mamão verde, doce de	1 colher de sopa cheia	40	27,34	109,34
Mandioca cozida (picada)	1 colher de sopa cheia	30	8,67	35,94
Manga	1 unidade média	140	23,8	101,46
Manjar	1 porção	90	20	121
Manteiga sem sal	1 colher de sopa cheia	32	0	241,63
Maracujá, polpa de	1 colher de sopa cheia	20	4,24	19,98
Maracujá, suco de	1 copo	200	5	23
Margarina	1 colher de sopa cheia	32	0,26	245,39
Margarina light	1 colher de chá	5	0	17
Marguerita	1 taça	50	20	140
Maria mole	1 porçao	44	26	105
Marmelada	1 fatia média	60	37,02	151,32
Marrom glace	1 fatia pequena	40	28	115

202 | Eu e a Diabetes

Alimento	Medida Caseira	Peso (g ou ml)	Carboidratos	Calorias
Marshmelow	1 colher de sopa cheia	40	30	129
Martini	1 dose	50	0,15	0,8
Massa para pão	1 colher de sopa cheia	20	7,88	46,6
Massa para pastel	1 unidade média	17	4,93	85,36
McCasquinha®	1 unidade	100	56	271
McCheddar®	1 unidade	160	35	555
McCheeseburguer®	1 unidade	116	31	305
McChicken®	1 unidade	186	54	496
McCookies®	1 pacotinho	100	32	180
McFish®	1 unidade	148	47	445
Mcfritas® grande	1 porção	136	55	415
Mcfritas® pequena	1 porção	68	35	190
McHamburguer®	1 unidade	104	31	296
McMolhos®	1 sachê	0	6	32
McNuggets®	6 unidades	108	22	381
McQuarteirão	1 unidade	154	36	529
McSundae® chocolate	1 unidade	145	43	250
Mel	1 colher de sopa cheia	15	11,7	58,8
Melancia	1 fatia média	200	14,36	70,14
Melancia, suco de	1 copo	200	19	88
Melão	1 fatia média	90	7,52	35,53
Melão, suco de	1 copo	200	7	33
Merluza cozida	1 filé médio	100	0	233,09
Milho cozido	1 colher de sopa cheia	24	6,03	30,06
Milho verde em conserva enlatado	1 colher de sopa cheia	24	4,56	23,28
Milk shake de chocolate	1 copo	200	29	180
Milk shake de morango	1 copo	200	21.4	146

Capítulo 26 – Contagem de Carboidratos | 203

Alimento	Medida Caseira	Peso (g ou ml)	Carboidratos	Calorias
Mingaus	1 colher de sopa cheia	37	8,4	50,25
Mini pizza	1 unidade media	100	27	262
Miojo®	1 pacotinho	90	59	421
Miolos	1 colher de sopa cheia	25	0	29,93
Misto-quente	1 unidade	85	29	283
Miúdos de boi	1 colher de sopa cheia	35	0	23,7
Moela	1 unidade	18	0	20,33
Molho à bolonhesa	1 colher de sopa cheia	22	2,24	40,72
Molho branco	1 colher de sopa cheia	25	2	50
Molho caseiro óleo/vinagre	1 colher de sopa cheia	30	0,77	141,53
Molho de pimenta	1 colher de sopa cheia	35	2,52	11,83
Molho de tomate	1 colher de sopa cheia	15	1	8
Molho inglês	1 colher de sopa cheia	6	0,48	6,01
Molho tártaro	1 colher de sopa cheia	30	1,26	162,78
Morango	1 unidade média	12	0,89	4,68
Morango, suco de	1 copo duplo cheio	240	10,7	801,31
Mortadela	1 fatia media	15	0	41
Mortadela light	1 fatia fina	15	0	25
Mostarda cozida sem sal	1 colher de sopa cheia	20	0,42	3,92
Mousse	1 colher de sopa cheia	25	3,78	31,1
Mucilon® de arroz	1 colher de sopa cheia	9	7,83	34,18
Mucilon® de milho	1 colher de sopa cheia	9	7,73	33,84
Müsli®	1 colher de sopa cheia	14	11	55
Nabo cozido sem sal (picado)	1 colher de sopa cheia	35	1,72	8,11
Namorado cozido	1 filé médio	100	0	121,17
Nectarina	1 unidade média	60	10,26	42,48

204 | Eu e a Diabetes

Alimento	Medida Caseira	Peso (g ou ml)	Carboidratos	Calorias
Nescau	1 colher de sopa cheia	16	13,36	60,96
Nêspera	1 unidade grande	40	4	61
Nesquick® preparado, caixinha de	1 colher de sopa cheia	16	2,37	45,57
Nesquick® em pó Nestlé	1 colher de sopa cheia	16	15,38	63,78
Neston®	1 colher de sopa cheia	8	5,64	28,69
Nhoque	1 colher de sopa cheia	25	5,35	30,08
Noz	1 unidade	5	0,61	32,75
Nuggets de Frango Tradicional Sadia®	1 unidade	23	2,53	49,68
Nuggets de Peixe Sadia®	1 unidade	23	4,37	41,06
Nuggets de Legumes Sadia®	1 unidade	23	6,9	53,36
Óleos vegetais	1 colher de sopa cheia	8	0	72
Omelete	1 unidade (1 ovo)	65	1,43	104,52
Ovo de codorna	1 unidade	10	0,1	15,63
Ovo de galinha, clara cozida	1 unidade média	30	0	15,36
Ovo de galinha, gema cozida	1 unidade média	15	0	54,44
Ovo de galinha inteiro (cozido)	1 unidade média	45	0,32	70,88
Ovo de galinha frito	1 unidade media	50	0	105
Ovomaltine	1 colher de sopa cheia	14	10,09	57,71
Paçoca	1 unidade	30	20,39	114,74
Palmito em conserva	1 colher de sopa cheia	15	0,56	3,32
Pamonha	1 unidade	160	68,64	412,16
Panetone	1 fatia pequena	40	22	143

Capítulo 26 – Contagem de Carboidratos | 205

Alimento	Medida Caseira	Peso (g ou ml)	Carboidratos	Calorias
Panqueca de carne c/ molho	1 unidade	60	9	130
Panqueca de frango c/ molho	1 unidade	60	9	120
Panqueca de ricota c/ molho	1 unidade	60	9	90
Pão baguette	1 unidade media	100	57	269
Pão ciabatta	1 fatia grande	50	24	125
Pão de aipim	1 unidade média	50	28,95	146,7
Pão de aveia	1 fatia	25	12	65
Pão de batata-inglesa	1 unidade média	50	29,1	136,85
Pão de batata recheado	1 unidade media	75	29	137
Pão de centeio integral	1 unidade média	50	22,75	115,85
Pão de forma	1 fatia	25	14	67
Pão de forma light Wickbold®	1 fatia	25	11	45
Pão de glúten	1 fatia	25	10	65
Pão de hambúrguer	1 unidade	70	40	188
Pão de milho com 50% de farinha de trigo	1 unidade	70	42	204,47
Pão de milho caseiro	1 unidade	70	37,31	196,7
Pão de milho industrializado	1 unidade	70	42,56	200,83
Pão de passas	1 unidade	50	26,1	135,90
Pão de queijo	1 unidade média	20	7,5	63,28
Pão de queijo coquetel	1 unidade	10	5	42
Pão doce	1 unidade	50	28,15	133,9
Pão francês	1 unidade	50	27,7	142,5
Pão de hot dog	1 unidade	58	31	170

206 | *Eu e a Diabetes*

Alimento	Medida Caseira	Peso (g ou ml)	Carboidratos	Calorias
Pão integral	1 fatia	25	14	70
Pão italiano	1 fatia	50	28	125
Pão preto	1 fatia	25	11	65
Pão sírio	1 unidade media	60	34	161
Pão sovado	1 fatia	40	23	121
Pão sueco	1 porção	30	20	81
Papinha de Carne com Legumes e Cereais Nestlé	1 potinho	155	13,83	96,32
Papinha de frutas Nestlé®	1 potinho	120	24	101
Pastel de feira	1 unidade grande	100	20	282
Pastel festa	1 unidade	10	2	30
Patê com bacon	1 colher de chá cheia	8	0	20
Patê com presunto	1 colher de chá cheia	8	0	20
Patê de fígado	1 colher de chá cheia	8	0	22
Patê de galinha	1 colher de chá cheia	8	0	16
Patê de peito de peru defumado	1 colher de chá cheia	8	0	17
Pavê de chocolate	1 colher de sopa	37	7	64
Pé-de-moleque	1 unidade média	20	14,1	87,70
Peito de peru defumado	1 fatia fina	10	0	10
Peixe cozido	1 filé médio	120	0	117,48
Peixe de água doce cozido	1 filé médio	120	0	117,48
Peixe de mar cozido	1 filé médio	120	0	117,48
Pepino com casca (picles)	1 fatia	3	0,04	0,38
Pepino cru	1 fatia média	3	0,09	0,45
Pêra	1 unidade média	110	15,51	69,63

Capítulo 26 – Contagem de Carboidratos | 207

Alimento	Medida Caseira	Peso (g ou ml)	Carboidratos	Calorias
Peru (carne branca assada)	1 pedaço médio	35	0	56,70
Pêssego amarelo	1 unidade média	60	7,03	30,92
Pêssego em calda	1 colher de sopa cheia	30	5,98	24,74
Pêssego, suco de	1 copo duplo cheio	240	8,23	37,94
Picolé de brigadeiro	1 unidade	65	19,3	191,4
Picolé de chocolate	1 unidade	65	18,9	105
Picolé de coco	1 unidade	65	15,8	90
Picolé de doce de leite	1 unidade	65	20	216
Picolé de frutas	1 unidade	65	16	64
Pimenta-malagueta	1 colher de sopa cheia	15	0,98	5,63
Pimenta-do-reino	1 colher de sopa	10	0,5	2,43
Pimentão cozido	1 colher de sopa cheia	13	0,51	2,73
Pinhão cozido	1 unidade	10	4,19	19,55
Pipoca no óleo/manteiga com sal	1 saco médio	20	11,82	94,36
Pirão de farinha de mandioca	1 colher de sopa cheia	30	8,85	36,39
Pirarucu frito	1 filé médio	100	0	354,5
Pirulito	1 unidade	5	5	20
Pistache	1 unidade media	4	2.5	19
Pitanga	1 unidade	15	0,96	7,02
Pizza 4 queijos	1 fatia	120	28	307
Pizza Calabreza	1 fatia	120	25	285
Pizza Frango c/ Catupiry	1 fatia	120	22	220
Pizza Muzzarela	1 fatia	120	24	228
Pizza Rúcula	1 fatia	120	24	200
Polenguinho®	1 unidade	20	0,35	66,8

208 | *Eu e a Diabetes*

Alimento	Medida Caseira	Peso (g ou ml)	Carboidratos	Calorias
Polvilho	1 colher de sopa cheia	16	13,6	54,4
Presunto cozido	1 fatia média	15	0	51,28
Presunto de peru	1 fatia média	15	0,08	15,49
Prestígio®	1 unidade	33	22	157
Pudim de leite	1 colher de sopa cheia	50	12,17	90,84
Pudim de passas	1 colher de sopa cheia	50	14,2	95,45
Purê de batata	1 colher de sopa cheia	45	9,63	54,14
Purê de tomate	1 colher de sopa cheia	45	4,52	21,56
Queijadinha de coco	1 unidade média	35	9,21	71,51
Queijo Camembert	1 fatia pequena	30	0	86
Queijo Cheddar	1 fatia media	30	0	123
Queijo Cottage	1 colher de sopa cheia	20	1	16
Queijo cream cheese	1 colher de sopa cheia	25	1	85
Queijo cream cheese light	1 colher de sopa cheia	25	0.6	47
Queijo estepe	1 fatia pequena	30	0	100
Queijo gorgonzola	1 fatia pequena	30	0	102
Queijo gouda	1 fatia pequena	30	0	81
Queijo minas frescal	1 fatia pequena	30	0	82
Queijo minas frescal light	1 fatia pequena	30	1	46
Queijo muzzarela	2 fatias	30	0	77
Queijo muzzarela de búfala	1 bolinha	20	0	57
Queijo muzzarela light	2 fatias	30	0	82
Queijo parmesão	1 colher de sopa	15	0	64
Queijo Polenghi	1 unidade	20	0.7	58
Queijo Polenghi light	1 unidade	20	1	38
Queijo prato	2 fatias	30	0	81
Queijo prato light	2 fatias	30	0	82

Capítulo 26 – Contagem de Carboidratos | 209

Alimento	Medida Caseira	Peso (g ou ml)	Carboidratos	Calorias
Queijo provolone	1 fatia pequena	30	1	103
Queijo ricota	1 fatia pequena	30	1	34
Queijo roquefort	1 fatia pequena	30	1	112
Queijo tofu	1 fatia pequena	30	1	24
Quiabo cozido sem sal	1 colher de sopa cheia	40	2,88	15,14
Quibe frito	1 unidade media	50	11,25	103,56
Quibe assado	1 porção	50	8	90
Quibe cru	1 porção	50	9	70
Quibe festa	1 unidade	12	3	25
Quindim	1 unidade média	35	14,55	111,18
Rã, carne de (desfiada)	1 colher de sopa cheia	10	0	6,74
Rabada	1 pedaço médio	40	1	140
Rabanada	1 unidade média	60	47,46	248,76
Rabanete cru	1 colher de sopa cheia	35	1,26	7,57
Rapadura	1 pedaço médio	55	48,4	194,04
Raviole	1 escumadeira	50	20	136
Refrigerante comum	1 copo	200	22	88
Refrigerante dietético	1 copo	200	0	1
Repolho cozido	1 colher de sopa cheia	10	0,1	1,28
Repolho cru	1 colher de sopa cheia	10	0,43	2,46
Requeijão comum	1 colher de sopa cheia	30	0	106,16
Requeijão cremoso light	1 colher de sopa cheia	30	1,38	53,91
Requeijão cremoso	1 colher de sopa cheia	30	0,8	106,4
Risole	1 unidade média	35	10	149
Risoto de frango	1 colher de sopa cheia	25	6	45
Romã	1 colher de sopa cheia	15	1,75	9,25
Rosquinhas	1 unidade média	7	4,34	27,08
Rúcula	1 pires cheio	15	0.8	6

210 | *Eu e a Diabetes*

Alimento	Medida Caseira	Peso (g ou ml)	Carboidratos	Calorias
Saquê	1 dose	50	2,5	11
Sal com alho (industrial)	1 colher de sopa cheia	15	1,5	7,08
Sal refinado	1 colher de sopa cheia	15	0	0
Salada de frutas	1 colher de sopa cheia	38	10,6	46,4
Salame	1 fatia média	20	0	59,48
Salgadinho de queijo	1 fatia média	20	10,4	107,74
Salmão	1 filé pequeno	100	0	210
Salpicão de frango	1 colher de sopa cheia	25	2,12	60,91
Salsa	1 colher de sopa cheia	10	0,85	5,22
Salsão/aipo cru	1 colher de sopa cheia	15	0,54	2,74
Salsicha comum	1 unidade média	35	0	116,23
Salsicha de Frango Sadia®	1 unidade média	35	0,7	73,85
Salsicha de Peru Light Sadia®	1 unidade média	35	1,05	57,75
Salsicha envasada (em conserva)	1 unidade média	35	0	63,89
Salsichão	1 unidade	100	2,79	312,26
Sanduíche americano	1 unidade	190	28	278
Sanduíche de atum	1 unidade média	120	32,60	371,71
Sanduíche de frango	1 unidade média	120	32,6	299,14
Sanduíche natural	1 unidade	120	28,8	265,2
Sardinha enlatada em molho de tomate	1 unidade	33	0,56	63,16
Sardinha enlatada em óleo	1 unidade	33	0	64,65
Sardinha frita	1 unidade	33	1,12	120,15
Sardinha verdadeira cozida	1 unidade	33	0	48,92
Shoyo	1 colher de sopa cheia	12	1,14	8,65

Capítulo 26 – Contagem de Carboidratos | 211

Alimento	Medida Caseira	Peso (g ou ml)	Carboidratos	Calorias
Siri	1 unidade pequena	16	0,21	15,17
Soja cozida	1 colher de sopa cheia	17	2,18	29,09
Sopa caldo verde	1 concha média	130	7	79
Sopa creme de couve-flor	1 concha média	130	4	30
Sopa creme de palmito	1 concha média	130	11	60
Sopa de creme de ervilha enlatada	1 concha média cheia	130	26,52	151,84
Sopa de carne enlatada	1 concha média cheia	130	0	44,33
Sopa de cebola (creme)	1 concha média cheia	130	6,11	57,85
Sopa de cogumelo (creme)	1 concha média cheia	130	12,22	138,97
Sopa de ervilha	1 concha média cheia	130	26,23	165,04
Sopa de espinafre (creme)	1 concha média cheia	130	5,2	110,11
Sopa de feijão	1 concha média	130	20	120
Sopa de feijão branco	1 concha média	130	18,2	125,58
Sopa de feijão com macarrão	1 concha média	160	30	211
Sopa de frango	1 concha média	130	3,38	46,28
Sopa de legumes	1 concha média	130	12	73
Sopa de legumes com carne	1 concha média	130	7,97	99,97
Sopa de legumes com macarrão	1 concha média	150	17	95
Sopa de lentilhas enlatada	1 concha média cheia	130	16,12	108,16
Sopa de macarrão	1 concha média cheia	130	19,5	131,95
Sorvete de chocolate com cobertura	1 colher de sopa cheia	50	14	111,45
Sorvete de creme	1 colher de sopa cheia	50	10	104
Sorvete de frutas	1 colher de sopa cheia	50	15	63

212 | *Eu e a Diabetes*

Alimento	Medida Caseira	Peso (g ou ml)	Carboidratos	Calorias
Strogonoffe de carne	1 colher de sopa cheia	25	0,53	43,26
Strogonoffe de frango	1 colher de sopa	25	0,62	49,84
Suflê de espinafre	1 colher de sopa cheia	55	1,14	89,18
Suflê de legumes	1 colher de sopa cheia	55	5,49	69,74
Suflê de queijo	1 pedaço médio	90	5,58	196,47
Suco artificial	1 copo	200	7,4	33
Suco artificial diet	1 copo	200	0,18	4,6
Suco de tomate	1 copo duplo cheio	240	10,92	57,6
Suco de tomate enlatado	1 copo duplo cheio	240	10,15	49,2
Suco de uva engarrafado	1 copo duplo cheio	240	35,9	150,72
Suco Del Valle®	1 latinha	335	54	211
Suco Del Valle® light	1 latinha	335	10	33
Sucrilhos®	1 colher de sopa cheia	5	4,65	19,26
Sulflair®	1 unidade	50	29,6	271
Suspiro	1 unidade média	10	9,26	37,81
Sustagem®	1 colher de sopa cheia	16	10,4	61,68
Tabule	1 colher de sopa cheia	40	7	40
Taioba, folhas de	1 colher de sopa cheia	20	1,14	7,56
Talento®	1 unidade pequena	25	15	152
Tâmara	1 unidade média	8	6	5
Tamarindo (polpa)	1 colher de sopa cheia	12	7.5	35
Tangerina	1 unidade média	135	14,72	66,83
Tangerina, suco de	1 copo duplo cheio	240	22,08	103,44
Tapioca	1 colher de sopa cheia	35	28,7	117,6
Tapioca, bolo de	1 fatia média	60	36,18	176,34
Tempero Maggi® Amaciante de Carnes	1 colher de sopa cheia	10	1,69	13,78
Tempero Maggi® Fondor	1 colher de sopa cheia	10	1,82	14,11

Capítulo 26 – Contagem de Carboidratos | 213

Alimento	Medida Caseira	Peso (g ou ml)	Carboidratos	Calorias
Tempero Maggi® Gril	1 colher de sopa cheia	10	2,11	15,22
Tequila	1 copo	40	19	136
Tomate cru maduro	1 fatia média	15	0,65	3,42
Tomate, massa de	1 colher de sopa cheia	20	1,78	9,02
Tomate, molho de	1 colher de sopa cheia	20	1,8	8,06
Tomate, purê de (enlatado)	1 colher de sopa cheia	20	1,44	8,1
Torradas	1 unidade	8	5,09	25,02
Torradas Bauducco®	1 unidade	8	5	25
Torradas Bauducco® aperitivo	1 unidade	2	1	7
Torresmo	1 colher de sopa cheia	10	0	54
Torta de banana McDonalds®	1 unidade	79	35	211
Torta de chocolate	1 fatia fina	50	44	190
Torta de limão	1 fatia fina	85	43	336
Torta de liquidificador	1 fatia pequena	30	10	90
Torta de maçã McDonalds®	1 unidade	79	33	239
Torta de morango	1 fatia fina	60	22	148
Toucinho defumado	1 colher de sopa cheia	10	0	56,8
Tremoço	1 colher de sopa cheia	22	4	16
Trigo cozido	1 colher de sopa cheia	25	5,58	27,55
Trigo em grão	1 colher de sopa cheia	25	19,53	91,1
Trigo, bolo de	1 fatia	60	36,36	203,22
Trigo, farelo de	1 colher de sopa cheia	9	5,1	27,9
Trigo, gérmen de	1 colher de sopa cheia	10	4,02	36,7
Tutu de feijão	1 colher de sopa cheia	35	6	40
Uísque	1 dose	50	0	120

214 | *Eu e a Diabetes*

Alimento	Medida Caseira	Peso (g ou ml)	Carboidratos	Calorias
Uva comum	1 unidade	8	1,37	5,94
Uva Itália	1 unidade	8	1,42	6,32
Uva, geléia de	1 colher de sopa cheia	35	23,71	95,43
Uva passa	1 colher de sopa cheia	18	13	65
Uva rosada	1 gomo médio	10	1,6	6
Uva, suco de	1 copo	200	30	125
Vagem cozida	1 colher de sopa cheia	20	1,58	8,33
Vagem comum em conserva	1 colher de sopa cheia	20	0,84	4,34
Vatapá	1 unidade	100	9,4	127,4
Vinagre	1 colher de sopa cheia	10	0,5	2
Vinho branco	1 taça	150	5	20,88
Vinho de jenipapo	1 taça	150	38,1	152,4
Vinho tinto de mesa	1 taça	150	3,71	16,08
Vinho(média)	1 taça	150	6,3	25,80
Vitamina de fruta com leite	1 copo duplo cheio	240	37,2	253,68
Vitamina de fruta com suco	1 copo duplo cheio	240	49,44	222,72
Vodka	1 medida	40	18	126
Waffles	1 unidade	7,5	2,84	21,29
Yakult®	1 unidade	80	10,88	50,24

Total = 981 itens alimentares pesquisados.

Espero que gostem e aproveitem !

Capítulo 26 – Contagem de Carboidratos | 215

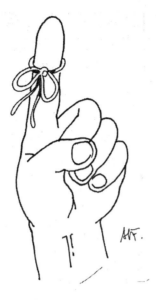

Figura 30

Parte V

Depoimentos

Depoimento 1

Diabética???

Mônica Oliveira de Almeida.
34 anos, diabética há 27 anos, universitária.

Por quê???

Confesso que no início eu não queria aceitar, entender, compreender.

É difícil, pois de uma hora para outra tudo se modifica e se transforma.

Confusão, indignação.

Mas nada como um dia de cada vez.

Com informações, leituras, vivências e novas experiências superei o medo do desconhecido.

220 | *Eu e a Diabetes*

Estou diabética desde julho de 1977.

E uma união, parceria, interação.

É preciso muita determinação para manter a sintonia e o equilíbrio entre dieta, exercício e insulina.

Crescendo, amadurecendo. Estudando e conhecendo o diabetes.

Principalmente me autoconhecendo.

Conduzo minha vida com responsabilidade, disciplina, orientação, organização, sentimento e emoção.

Caminhamos juntos. Diabetes e Eu; Eu e Diabetes.

Sem agressão, revolta ou negação; pois não é solução.

Já chorei, me desesperei.

Troquei essa atitude por alegria e motivação.

Quero qualidade de vida, portanto fujo de complicação.

Sou dependente do diabetes, mas independente disso sou um ser em evolução.

Demorei, mas aceitei o desafio, com força e coragem.

Quero ainda poder falar que não estou diabética.

Acredito e creio na cura. Tenho esperança...

Descobri que sou especial, diferente, competente e confiante.

Agradeço por ser, existir, sentir, realizar e amar.

Depoimentos | 221

Sinto-me a cada dia mais abençoada, iluminada, saudável e feliz.

Permito-me recomeçar, mudar e melhorar a cada momento;

Sorrindo e nunca mais sofrendo.

Querendo e podendo escrever uma nova história.

Compartilhando toda a minha trajetória.

Percebo que estou aprendendo a "brincar" de viver e não apenas sobreviver.

Depoimento 2

O meu diabetes

Nilce Molica de Araújo Porto
72 anos, diabética tipo 2 há 14 anos, secretária.

Por ter diabéticos na família, a notícia de ter ficado diabética foi calmamente recebida, principalmente por ter acontecido após ter sido operada de câncer no dedo da mão. Este me deu mais medo. O diabetes nós podemos controlar bem, com exames periódicos e cuidados diários. Mas o câncer é imprevisível: minha mãe e minha avó morreram de câncer.

Já graças ao diabetes conheci o Dr. Rogério F. Oliveira, diabético desde os 3 anos de idade, um desbravador que me deu apoio e me ensinou a me cuidar bem, incluindo exercício nas minhas atividades diárias. Trabalho com o Dr. Rogério, secreariando-o, há 15 anos, dando apoio e educação aos pacientes, tentando tirar a apreensão das primeiras vezes. Nas reuniões da ADCERJ (Associação dos Diabéti-

224 | *Eu e a Diabetes*

cos Conscientes do Estado do Rio de Janeiro) dou depoimentos e ajudo na organização-secretaria junto com a Evaneide.

Viver bem depende de cada um e não é o diabetes nem o envelhecimento que vão me deixar triste. Me amo, por isso me cuido. Se sou feliz posso transmitir um pouco da minha felicidade para aqueles carentes, tristes.

É bom dizer aos outros Eu te amo, três palavras tão simples, mas difíceis de serem ditas.

Depoimento 3

O Sentido da Vida

Andréa Oliveira da Rosa
24 anos, diabética tipo 1 há 3 anos e meio, arquiteta

Seria muito bom se na vida não tivessem os problemas e dificuldades a serem superadas. Essas barreiras que encontramos pelo caminho são como incentivos para lutarmos e vencermos, nada acontece por acaso.

Se conseguíssemos tudo facilmente e não tivessem os obstáculos a superar, não teríamos o que conquistar e com certeza a nossa vida não teria sentido.

Hoje sou uma diabética feliz, cresci como pessoa e aprendi como se deve viver. O sentido da vida para mim se manifestou no momento em que descobri que estava diabética. Foi ai que percebi que havia alguma coisa errada com o meu modo de ser. Vivia num momento de profunda tensão e estresse e realmente as coisas não poderiam estar pior. Isto tudo porque não sabia dar valor ao que realmente importava.

226 | Eu e a Diabetes

Fiquei muito abalada emocionalmente quando tive a minha primeira grande derrota na vida, havia sido reprovada em uma matéria na faculdade, e encarei aquilo como uma derrota, parecia o fim do mundo.

Logo depois comecei a sentir alguns sintomas estranhos, sentia fortes câimbras nas pernas, muita sede, vontade de urinar e estava muito abaixo do meu peso normal. Sabia que havia algo errado comigo. Quando fui fazer o exame veio a certeza: eu estava diabética. Foi a partir daí que descobri o verdadeiro sentido da vida e que tudo pode ser diferente, tudo depende da maneira como encaramos e enfrentamos nossas dificuldades, e então, minha vida mudou muito e para melhor.

Hoje faço exercício físico regularmente, coisa que não fazia antes e sei dos meus limites. Sei que não existe nada no mundo que nos impeça de sermos felizes e foi graças ao diabetes que hoje posso afirmar o quanto é bom viver.

Acredito na cura da diabetes, tenho acompanhado as pesquisas sobre células tronco e acredito ser este o caminho da cura e esta será a nossa grande conquista.